Zu diesem Buch

Die Zahl der fehlsichtigen Kinder und Jugendlichen steigt in den westlichen Industrienationen ständig. Reizüberflutung, Umweltbelastungen, Leistungsanforderungen schon in frühen Jahren schlagen sich deutlich auch auf die Sehkraft unserer Kinder nieder. Die Korrektur der Symptome durch Brille bzw. Kontaktlinsen wird von vielen Eltern nicht mehr als allein ausreichende Maßnahme gegen die überbelasteten Augen ihrer Kinder empfunden. Das Buch zeigt anhand vieler, speziell auf kindliche Bedürfnisse abgestimmter Übungen Wege und Möglichkeiten, wie Eltern bereits vom ersten Lebensjahr an Sehfehlern ihrer Kinder vorbeugen und bereits vorhandene Fehlsichtigkeit positiv beeinflussen können.

Eva Spitzer-Nunner, ehemalige Journalistin, leitet gemeinsam mit ihrem Mann, Harry Spitzer, die erste Wiener Seh-Training-Schule.

Eva Spitzer-Nunner

Kinder-
Augentraining

Sehfehlern vorbeugen –
Fehlsichtigkeit beeinflussen

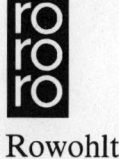

Rowohlt

Originalausgabe
Redaktion Barbara Wenner und Heike Wilhelmi
Umschlagentwurf Jürgen Kaffer/Peter Wippermann
(Foto: Paul Schirnhofer)
Veröffentlicht im Rowohlt Taschenbuch Verlag GmbH,
Reinbek bei Hamburg, Oktober 1988
Copyright © 1988 by Rowohlt Taschenbuch Verlag GmbH,
Reinbek bei Hamburg
Alle Rechte vorbehalten
Satz Times (Linotron 404)
Gesamtherstellung Clausen & Bosse, Leck
Printed in Germany
980-ISBN 3 499 18464 8

Inhalt

Vorwort

In diesem Buch will ich erstmals versuchen, die Methode des ganzheitlichen Sehtrainings speziell für Kinder und Jugendliche aufzubereiten. Einschlägige Bücher für Erwachsene widmen der Zielgruppe Kind jeweils nur einige Sätze oder Seiten, bestenfalls ein Kapitel. Dies geschieht mit gutem Grund – sind doch die Erfahrungen auf diesem Gebiet international noch sehr gering. Auch ist es hier besonders heikel, Ratschläge zu geben, die schulmedizinischen Maßnahmen in bezug auf Fehlsichtigkeit nicht widersprechen, sondern diese erweitern.

Wenn Sie als Eltern dieses Buch lesen, werden Sie es vermutlich aus zwei Gründen tun:

a) Sie möchten alles in Ihrer Macht Stehende tun, um einer Fehlsichtigkeit Ihres Kindes vorzubeugen und diese zu verhüten.

b) Sie haben ein bereits fehlsichtiges Kind und wollen dessen Sehvermögen positiv beeinflussen, d. h. eine eventuelle Besserung erreichen oder zumindest eine fortschreitende Verschlechterung mildern bzw. aufhalten.

Ich habe dieses Buch geschrieben, weil die Zahl überanstrengter, fehlsichtiger Kinder ständig ansteigt. Hier genügen Ratschläge zur Prophylaxe und ein Wissen über das, was den Augen schaden oder nutzen kann, oft schon, um Sehfähigkeit gesund zu erhalten bzw. zu verbessern.

Außerdem möchte ich die Erfahrungen aus der mehrjährigen Arbeit in unserer Wiener Sehtrainings-Schule mit Kindern der verschiedensten Altersstufen weitergeben, ebenso wie die persönlichen Erfahrungen, die wir, mein Mann und ich, als kurzsichtige Eltern eines achtjährigen Sohnes machen konnten.

Alle diese Kinder, das unsere mit eingeschlossen, haben uns

gründlich gezeigt, daß das Sehtraining für Erwachsene nicht geeignet ist, um Kinder zu motivieren! Sie wollen anders angeleitet werden. *Wie*, das möchte Ihnen dieses Buch nahelegen.

Auf dem Weg ins Kinder-Augentraining kann es gar nicht genug Blumen, Freiheit und Fröhlichkeit geben. Soviel wir Eltern von heute, in einer Zeit wie heute, unsern Kindern eben geben können.

In diesem Sinn möchte ich dieses Buch meinem Sohn David widmen.

Eva Spitzer-Nunner
Wien, im Frühjahr 1988

Einleitung

Sie haben sich entschieden, dieses Buch zu lesen aus einem ganz besonderen Grund: Sie wollen Sorge tragen lernen für die Augen eines Kindes, das Sie lieben.

Ob Sie nun Mutter oder Vater sind, Großeltern oder einfach jemand, dem ein Kind besonders nahesteht – immer werden Sie die Lektüre dieses Buches mit einer Hoffnung beginnen: der Hoffnung, daß es eine Möglichkeit gibt, den Augen eines Kindes zu helfen, gesund zu bleiben, besser zu werden.

Dieses Buch soll Ihr Vertrauen stärken: Ihr Vertrauen in die oft wunderbare Regenerationsfähigkeit der menschlichen Natur, Ihr Vertrauen, daß mit gutem Willen und liebevoller Einsatzbereitschaft auch dort viel erreicht werden kann, wo bisher noch weithin die Meinung, daß das Sehvermögen der Augen grundsätzlich nicht zu bessern, durch nichts positiv zu beeinflussen wäre, mit geradezu schicksalhafter Unabwendbarkeit vertreten wird.

Der amerikanische Augenarzt Dr. William Bates stellte als erster die schulmedizinische Lehrmeinung in Frage, daß das Auge von der Regenerationsfähigkeit des menschlichen Körpers ausgenommen sei. Er war der erste, der im Organ Auge nicht nur einen optischen Apparat sah, der, unabhängig vom gesamten Organismus des Menschen, entweder gut oder schlecht funktioniert, sondern der das Auge als subtilen Träger unserer visuellen Wahrnehmung begriff.

Es sind demnach unsere Augen, über die das Gehirn den größten Teil unserer Umwelterfahrung aufnimmt und speichert – *Sehen* ist also immer auch mit *Fühlen* und *Denken* verbunden.

Im Grunde war diese Erkenntnis im Bewußtsein des Menschen

wohl immer verankert. Bezeichnet der Volksmund die «Augen als Spiegel der Seele», so läßt sich heute dieses förmliche Durchdrungensein des Organs Auge von unserem jeweiligen psychischen Zustand auch naturwissenschaftlich erklären. Die Netzhaut des Auges entwickelt sich im embryonalen Zustand direkt aus dem Zwischenhirn. Gehirn und Auge sind also unmittelbarer miteinander verbunden, als dies bei jedem anderen Teil des Körpers der Fall ist.

Negatives Geschehen im Gehirn spiegelt sich unmittelbar auch im Auge, macht psychosomatische Ursachen von Fehlsichtigkeit förmlich sichtbar. Beim ganzheitlichen Sehtraining gehen wir entsprechend von den Folgeerscheinungen dieses Umstandes aus: für ein strapaziertes Gehirn ist die beste «Schutzbarriere», die Leistung jenes Organs zu reduzieren, das den Großteil belastenden Stresses übermittelt. Die Erkenntnis dieser Zusammenhänge birgt unsere Chance – denn was durch negative Einflüsse und nicht ausschließlich durch Erbanlage krank geworden ist, muß sich folgerichtig auch wieder bessern lassen.

Die «Schutzbarriere» Fehlsichtigkeit kann wieder abgebaut werden, indem wir versuchen, Faktoren, die übermäßigen Streß verursachen, aufzudecken und allmählich abzubauen. Wir können mit Hilfe von Entspannungs- und Regenerationsübungen lernen, was unseren Augen schadet und was ihnen guttut.

Die schulmedizinische Lehrmeinung schließt psychosomatische Zusammenhänge bei der Entstehung von Fehlsichtigkeit zwar noch immer aus, doch gibt es bereits international eine steigende Anzahl von Augenärzten, die sich einer erweiterten Sicht dieser Lehrmeinung nicht mehr verschließen.

Ein verantwortungsbewußter Umgang mit den Augen, vor allem eine neue Einstellung zu Brille bzw. Kontaktlinse scheint unumgänglich, soll die Anzahl der Sehbehinderten nicht weiterhin steigen.

Sicher können die enormen Belastungen, denen Kinderaugen heute ausgesetzt sind, nicht gänzlich aus der Welt geschafft werden. Aber man kann lernen, mit diesen Belastungen anders umzugehen oder gar manche zu verhindern.

Fehlsichtigkeit ist also nicht immer «schicksalhaft» und damit unabdingbar, sondern vor allem auch ein Resultat von Umwelteinflüssen und den Anforderungen der Gesellschaft, in der wir leben.

Und wir sollten uns darüber im klaren sein, daß Fehlsichtigkeit auch das Resultat dessen ist, was *wir selbst* aus uns und unseren Erbanlagen gemacht haben.

Natürlich spielt die genetische Disposition bei der Entwicklung von Fehlsichtigkeit eine Rolle. Wenn Eltern, Großeltern und andere nahe Verwandte eine Brille tragen, sind die Augen des Kindes mit ziemlicher Wahrscheinlichkeit für Fehlsichtigkeit disponiert. In welchem Maße aber diese stärkere Disposition für Fehlsichtigkeit tatsächlich zum Tragen kommt, das können Sie, wie gesagt, sehr wohl beeinflussen.

Es liegt auf der Hand, daß der gute oder weniger gute körperliche Zustand eines Menschen nicht allein auf die Erbfaktoren zurückzuführen ist. Warum sollten ausgerechnet die Augen eine Ausnahme bilden?

Heute sind in starkem Maße auch zahlreiche belastende Umweltfaktoren und übermäßiger Streß für ein ständiges Ansteigen der Fehlsichtigkeit – vor allem bei Kindern – verantwortlich. Von den vielen Volksschülern, die bereits mit einer Brille auf der Nase in der Schulbank sitzen, haben bei weitem nicht alle fehlsichtige Eltern oder Großeltern.

Das Kind ist insgesamt überlastet, überfordert. Und es reagiert als Ganzes mit zunehmenden Haltungsschäden, nervösen Beschwerden, Fehlsichtigkeit.

Wer sich ohne Sehhilfe einmal beobachtet, wird schon nach wenigen Tagen registrieren können: fühle ich mich insgesamt wohl, *sehe* ich auch besser; geht es mir insgesamt nicht so gut, *sehe* ich auch nicht gut.

Durch Entspannung unseres Körpers, unserer Augen, durch

einen neuen Umgang mit diesen Augen, durch das Erlernen von *bewußtem Sehen*, durch Regenerationsübungen und Verhaltensanleitungen läßt sich auch unser Sehvermögen positiv beeinflussen.

Gefühle werden in diesem Buch eine wichtige Rolle spielen: Verdrängte, unterdrückte Gefühle sind Ursache muskulärer Verkrampfungen und damit auch Ursache von Verkrampfungen der willkürlichen und unwillkürlichen Augenmuskulatur. Das Zulassen und Lenken derartiger Gefühle soll eine der grundlegenden Maßnahmen des Kinder-Augentrainings sein. Spiele, Übungen und Verhaltensanleitungen sollen dem Kind möglichst zwanglos, spielerisch und leicht das Wesentliche des Sehtrainings vermitteln. Die Maßnahmen, die wir zu treffen haben, sollten für Ihr Kind keine neuen Zwänge, Aufgaben, Anforderungen darstellen, denn gerade darauf hat es mit Verkrampfungen und Verspannungen ja bereits angefangen zu reagieren.

Wenn es uns gemeinsam gelingt, daß Ihr Kleinkind das Augentraining gar nicht als solches wahrnimmt, haben wir es richtig gemacht. Erst mit zunehmendem Alter, wenn das Kind Erklärungen versteht und sich dadurch motivieren läßt, werden wir ihm – behutsam – zu verstehen geben, daß es mit diesem oder jenem Verhalten, mit dieser oder jener Übung, seinen Augen Gutes tun kann.

Ein erster, orientierender Teil dieses Buches macht Sie mit Ideen und Zusammenhängen vertraut, die für das Augentraining allgemein von Bedeutung sind. In einem praktischen Teil werden Ihnen altersgruppenspezifische Übungen für Babys und Kleinkinder, für Kindergarten- und für Schulkinder vorgestellt. Ein besonderes Kapitel widmet sich den Belangen schielender Kinder; für Jugendliche und deren Eltern ist ebenfalls ein eigenes Kapitel gedacht.

In diesem Buch kann zum umfangreichen Thema *Ganzheitliches Sehen* nur auf jene Aspekte eingegangen werden, die für das Verständnis des Themas Kinder-Augentraining notwendig sind. Wenn Sie sich genauer informieren wollen, sei auf einschlägige Lektüre für Erwachsene verwiesen:

Aldous Huxley, «Die Kunst des Sehens», München 1984

Lisette Scholl, «Augenübungsbuch», Reinbek bei Hamburg 1985

John Selby, «Wieder klar sehen», Berlin 1983

Eva Spitzer-Nunner, «Augentraining – Besser sehen kann man lernen», Düsseldorf 1987

Grundsätzliches über Sehtraining für Kinder

Die Augen Ihres Kindes können durch vielerlei Einflüsse und Faktoren Schaden nehmen. Überdenken Sie als erstes die folgenden Punkte, und überlegen Sie, inwieweit diese bei Ihrem Kind zum Tragen kommen.

Schädlich für die Augen sind
– unterdrückte, verdrängte Gefühle, die wiederum zu Streß, zu Überforderung führen. Das kann sowohl innerhalb der Familie oder der Schule der Fall sein als auch durch konkrete Überanstrengung der Augen, zum Beispiel durch Lesen, Schreiben;
– schlechte Beleuchtung, zuwenig Licht,
– aber auch grelle Beleuchtung, zuviel Licht
– schlechte Haltung
– zuwenig Bewegung
– flache Atmung
– falsche Ernährung
– zuviel Fernsehen, Video- und Computerspiele.

Folgende Maßnahmen sollen helfen, die Augen Ihres Kindes gesund zu erhalten:
– der vernünftige Gebrauch einer Sehhilfe wie der Brille
– Entspannungs- und Bewegungsübungen für den ganzen Körper
– Entspannungsübungen speziell für die Augen
– geistige Entspannungsübungen (Palmieren)
– Vorstellungs- und Gedankenübungen, Training der Merk- und Assoziationsfähigkeit
– Übungen für die Akkomodation (das Sehen von Nahem und

Fernem) sowie die Fusion (die Zusammenarbeit beider Augen), d.h. Training der willkürlichen und unwillkürlichen Augenmuskulatur.

Unter den letzten Punkt fallen auch Übungen gegen das *Starren*, eine schlechte Sehangewohnheit jedes Fehlsichtigen.

Probieren Sie den Effekt des Starrens einmal selbst aus: Setzen Sie sich einem Bild so weit gegenüber, daß Sie es gerade eben noch scharf erkennen können. Atmen Sie nun leicht ein, halten Sie den Atem ruckartig an, reißen Sie dabei die Augen weit auf und starren Sie nun – ohne Lidschlag – auf das Bild. Sie werden rasch merken, daß Sie die Details auf dem Bild bereits nach kurzer Zeit immer schlechter erkennen. Mit dieser Angewohnheit fixiert jedes fehlsichtige Kind, jeder fehlsichtige Erwachsene seine Umwelt – in der irrigen Annahme, daß bei längerem Hinstarren etwas schärfer gesehen werden müßte, was gar nicht mehr scharf gesehen werden kann.

Sobald Sie sich lockern (Schultern vor- und zurückkreisen, den Kopf von links nach rechts und von rechts nach links drehen), tief und voll durchatmen, die Augen kurz schließen und mit Ihren Blicken sanft den Rahmen des Bildes sowie einige Konturen im Innern umwandern, werden Sie sehen, daß das Gesamtbild nun wieder wesentlich deutlicher vor Ihnen steht.

Ihrem Kind werden wir also dabei helfen müssen, sich das Starren wieder abzugewöhnen, häufiger zu blinzeln, den Blick schweifen zu lassen, Verkrampfungen zu lösen.

Die *Atmung* spielt hierbei eine wichtige Rolle: Die sogenannte Vollatmung (Yoga-Atmung), die jeder Säugling, jedes Kleinkind noch ganz automatisch praktiziert, geht unseren Kindern spätestens mit zehn Jahren verloren. Der Zwang, stundenlang still sitzen zu müssen, führt zur Resignation des vitalen Bewegungsdranges: Der Rücken krümmt sich, die Schultern fallen nach vorn. Diese Haltung macht ein tiefes Atemholen unmöglich. Flache Atmung wiederum vermindert den Sauerstoffgehalt des Blutes, was wiederum den allgemeinen Stoffwechsel beeinträchtigt. Das alles wirkt sich natürlich auch auf das ohnehin schon überanstrengte Organ Auge aus.

Probieren Sie es selbst: Wenn Sie sich aufrichten, den Kopf erheben und mehrere Male aus dem Bauch heraus tief und kräftig ein- und ausatmen, werden Ihre Augen schon angenehm feucht. Ein paar kreisende Bewegungen mit den Augäpfeln ergänzen die Regeneration.

Ein neues ganzheitliches Denken unter starker Berücksichtigung der Atmung kommt also auch der Gesundheit der Augen Ihres Kindes zugute.

Auch *Haltungsschäden* wirken sich negativ auf die Augen Ihres Kindes aus, und wir werden versuchen, mit bestimmten Übungen und viel Ausgleichsbewegung dagegen vorzugehen.

Die Heilkraft von *Sonne und Wasser* läßt sich für die Augen Ihres Kindes ebenso nutzen wie die Erfahrungen, die auf dem Gebiet der *Akupressur* gewonnen werden konnten. Der in Wien lebende Neurologe Dr. Meng hat für Kinder ein kleines Selbsthilfeprogramm ausgearbeitet, mit dem bereits Sechs- bis Siebenjährige sanft ihre Augen stimulieren können. Die Anweisungen in Wort und Bild finden Sie im Kapitel «Das Schulalter bis zur Pubertät» s. S. 89 ff.

Auch die *Ernährung* spielt für die Gesunderhaltung der Augen eine wichtige Rolle, und Sie finden in diesem Buch Richtlinien und Hinweise, wie Sie Ihr Kind, insbesondere im Hinblick auf seine Augen, gesund ernähren.

Sollten Sie sich jetzt bei einem Stoßseufzer ertappen und bei dem Gedanken, wie Sie das alles berücksichtigen und auch noch Ihrem Kind beibringen können, dann, bitte, seufzen Sie gut durch und fassen Sie Mut.

Sie finden in den folgenden Kapiteln das gesamte Sehtrainingsprogramm für Ihr Kind so aufbereitet, daß Sie und Ihre Familie gut damit zurechtkommen können. Wir wollen es damit so halten wie bei den geschilderten Maßnahmen gegen das Starren: Wir fixieren nicht die Problematik als Ganzes, die sich in bezug auf die

Augen Ihres Kindes ergibt, sondern wir greifen nach und nach in kleinen Schritten jene Punkte des Programms auf, die Ihnen einen langsamen Aufbau und eine Integration des Sehtrainings in Ihren Alltag erlauben.

Das Sehtraining für Kinder als Prophylaxe kann bereits mit dem Tag der Geburt beginnen. Einfache Verhaltensanleitungen, die einer gesunden Entwicklung der Augen und einer Vorbeugung gegen eventuelle Schäden dienlich sind, finden Sie in dem Kapitel «Babys und Kleinkinder bis vier Jahre», s. S. 47 ff. Besonders wichtig wird die Prophylaxe zweifellos ab dem 6. oder 7. Lebensjahr, wenn die Schulzeit beginnt, die ein statistisch nachgewiesenes sprunghaftes Ansteigen der Fehlsichtigkeit bei Kindern nach sich zieht. Sollte Ihr Kind noch nicht fehlsichtig sein, beherzigen Sie zur Vorbeugung besonders jenes Kapitel im zweiten Teil dieses Buches, das sich speziell mit der Altersgruppe Ihres Kindes beschäftigt. Es empfiehlt sich darüber hinaus, das ganze Buch zu lesen, um eine Vorstellung von Sehtraining für Kinder als Ganzes zu gewinnen.

Sehtraining für kurzsichtige Kinder

Kurzsichtigkeit ist bei Kindern die heute häufigste Form der Fehlsichtigkeit, die entsteht, wenn der Augapfel eiförmig in die Länge gewachsen ist und der Brennpunkt des visuellen Bildes sich dadurch *vor* die Netzhaut verlagert. Um scharf sehen zu können, ist ein Sehbehelf nötig, der das Licht so bündelt, daß der Brennpunkt wieder exakt in der Sehgrube der Netzhaut liegt. Durch den Sehbehelf, die Brille, ist der Sehfehler zwar optisch behoben, der verlagerte Brennpunkt im Auge aber gleichzeitig auch *fixiert*.

Was das bedeuten kann, möchte ich an einem Beispiel erläutern: Nehmen wir einmal an, Ihr siebenjähriges Kind besucht seit

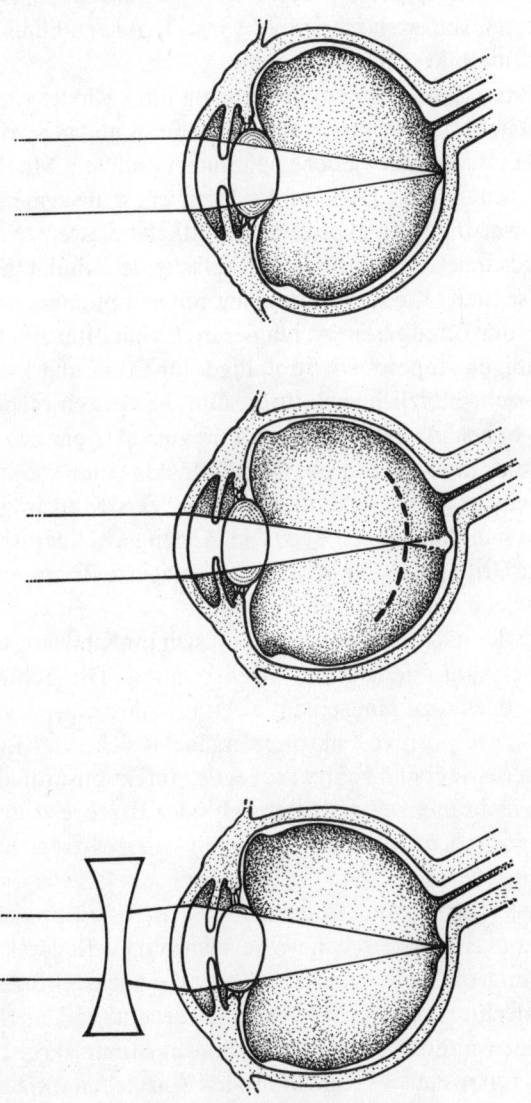

gut einem halben Jahr die Grundschule. Sie bemerken, daß es seit einiger Zeit unter geröteten Augen leidet, öfter die Augen reibt, zwinkert und Grimassen schneidet. Eines Tages erzählt es Ihnen, daß es das Tafelbild schlecht erkennen könne.

In der ersten Zeit nach der Einschulung Ihres Kindes waren Sie selbst nicht in bester Verfassung, häufig nervös und gereizt. Auch gab es zu Hause immer wieder Spannungen, und ein Mitglied Ihrer Familie war krank. Durch solche, zuweilen unvermeidlichen Umstände war Ihr Kind überdurchschnittlich belastet. Die neue, auch ein gesundes, lebhaftes Kind belastende Schulanfangszeit übersteigt seine Kräfte, und es beginnt, mit Symptomen, die seine Überforderung offenbaren, zu reagieren: Es hat öfter Bauchweh, unregelmäßigen Appetit, wird anfälliger für Erkältungskrankheiten – und sieht plötzlich schlechter. Um die Sehschwäche Ihres Kindes zu beheben, gehen Sie mit ihm zum Augenarzt. Dieser stellt fest, daß Ihr Kind mit einer Sehhilfe von einer Dioptrie das Tafelbild wieder scharf erkennen könnte. Das Kind trägt seine neue Brille nun den ganzen Tag. Die Augen gewöhnen sich sehr rasch an die Brille, d. h. daran, daß der verlagerte Brennpunkt des Bildes nun bei einer Dioptrie fixiert ist.

Im Laufe der nächsten Monate erholt sich Ihr Kind langsam von der Überbelastung der akuten Streßsituation: Die Schule «gehört» nun «dazu», zu Hause ist die Atmosphäre entspannter geworden, andere positive Faktoren ergänzen sich, und Ihr Kind wird wieder widerstandsfähiger gegen Infektionskrankheiten, klagt auch nicht mehr über Bauchweh oder Brechreiz, ißt regelmäßig mit gesundem Appetit – mit einem Wort, es hat sich wieder erholt, regeneriert.

Nur seine Augen konnten diesem Regenerationsprozeß nicht folgen. Der eventuell durch die Überbelastung verlagerte Brennpunkt ist durch die Brille fixiert. Im Laufe der nächsten Streßsituation verschlechtert sich das Sehvermögen erneut, und die Sehhilfe wird um eine weitere Dioptrie verstärkt – ein Teufelskreis.

Was also tun, wenn das Kind die ersten Anzeichen von Fehlsichtigkeit zeigt. Ratsam ist, zunächst einige Wochen zu warten, die behutsame Prophylaxe, die im folgenden beschrieben wird, anzuwenden und dem Kind verstärkt jede Möglichkeit zur Entspannung und zur Bewegung zu gewähren. Das bedeutet u. a., es nicht sofort nach der Schule zum Essen und zu Hausaufgaben anzuhalten, sondern das Kind sich erst einmal eine Stunde austoben zu lassen, möglichst im Freien. Und abends sollten Sie ihm in Ruhe Geschichten erzählen, zu denen es sich bei geschlossenen Augen Bilder vorstellt. Sehr wichtig ist auch, mit ihm über die Schule zu reden, es alle neuen Eindrücke erzählen zu lassen, vermeintliche Nichtigkeiten ernst nehmen – für ein Kind können sie sich zu einem erdrückenden Berg auftürmen. Möglicherweise hilft ein Gespräch mit dem Lehrer, der Lehrerin. Falls Ihr Kind unter der ersten Zeit in der Schule in Verbindung mit anderen Belastungen allzusehr leidet, behalten Sie es im Notfall gelegentlich zu Hause, lernen Sie dort mit ihm, gehen Sie spazieren in die Natur, spielen Sie mit ihm mit einem Ball, die Blicke immer auf diesen gerichtet.

Mein eigener Sohn hatte oben beschriebene Sehprobleme, und ich habe die Ratschläge, die ich Ihnen hier gebe, mit ihm beherzigt. Seither sind einige Monate vergangen. Er sitzt nach wie vor in der letzten Reihe seiner Klasse und klagt nun nicht mehr darüber, das Tafelbild schlecht zu erkennen. Die «Störung» wurde bewältigt, und mit dem gesamten Organismus haben sich auch die Augen regeneriert.

Wenn allerdings das Sehvermögen Ihres Kindes auch nach mehreren Wochen nicht besser wird, sollten Sie mit ihm einen Augenarzt aufsuchen. Wenn es dann seine erste Brille verschrieben bekommt, sollten Sie mit dem Kind darüber sprechen, ob es unbedingt immer ganz scharf sehen will oder ob es ihm genügt, die Brille nur dann zu tragen, wenn es scharf sehen *muß*. Sie sollten Ihrem Kind auch erklären, warum es besser wäre, seine Brille nur dann zu tragen, wenn es sie wirklich braucht. Falls Ihr Kind darauf besteht, die Brille ständig zu tragen, lassen Sie ihm vorerst seinen Willen. Aus eigener Erfahrung weiß ich, was es bedeuten kann, mit einer Brille plötzlich scharf zu sehen. Im Alter meines Sohnes, mit siebeneinhalb Jahren, hatte ich bereits 7 Dioptrien. Und um nichts in der Welt hätte ich meine Brille freiwillig auch nur 10 Minuten am Tag abgelegt. Viele Gespräche mit Müttern fehlsichtiger Kinder bestätigen mir, daß auch andere Kinder ähnlich reagieren. Wenn also Ihr fehlsichtiges Kind seine Brille wirklich nicht ablegen *will*, dann respektieren Sie seine Haltung bitte, und lassen Sie es diesen Respekt auch fühlen.

An dieser Stelle möchte ich besonders betonen, daß Sie Ihr Kind im Zusammenhang mit dem Sehtraining zu nichts zwingen dürfen. Auch wenn es Ihnen schwerfällt, auf die Durchsetzung Ihrer Vorstellungen zu verzichten, und Sie zweifellos das Beste für Ihr Kind «im Auge» haben. Die Gefühle Ihres Kindes dürfen nicht übergangen werden, denn der kleine Mensch muß *selbst* mit seiner nur verschwommen wahrnehmbaren Umwelt zurechtkommen, und dabei kann ihm niemand helfen. Wenn er sich ohne seine Brille zu unsicher und hilflos fühlt, dann braucht er die Sehhilfe wirklich. Das Ablegen der Brille würde ihn unter diesen Umständen psychisch so stark belasten und damit verkrampfen, daß alle positiven Effekte der sonstigen Maßnahmen des Sehtrainings verpufften.

Was dürfen Sie also vom Sehtraining erwarten, wenn Ihr Kind bereits kurzsichtig ist?

Es wäre unrealistisch zu glauben, daß Sie mit Sehtraining die Dioptrien-Anzahl Ihres Kindes reduzieren können. Möglich wäre eine solch massive Verbesserung der Sehfähigkeit nur, wenn Sie – zusätzlich zu den Übungs- und Verhaltensanleitungen dieses Buches – Ihr Kind vom täglichen Schulstreß befreien könnten und ihm zusätzlich ein gleichsam paradiesisches spannungsfreies Leben in viel freier Natur ermöglichen könnten. Aber niemand von uns kann in dieser Gesellschaft seinem Kind den Schulbesuch ersparen oder es unter paradiesischen Bedingungen groß werden lassen.

Allerdings können wir versuchen, ihm dabei zu helfen, mit den ihm gegebenen Lebensbedingungen besser fertig zu werden. Dieses Bemühen vorausgesetzt, können Sie damit rechnen, daß eine stetige Verschlechterung des Gesundheitszustandes der Augen Ihres Kindes, die im Entwicklungsalter die Regel ist, durch das Sehtraining abgeschwächt wird, daß es vielleicht überhaupt zu einer Stagnation der Fehlsichtigkeit kommt.

Mit diesem Buch können Sie Ihr Kind auch sanft einweisen in die Verantwortung, die es seinen Augen gegenüber hat, und es lehren, was gut und was schlecht für seine Augen ist. Damit schaffen Sie eine Basis dafür, daß schlechte Augen nicht noch schlechter werden.

Sehtraining bei Astigmatismus

Gemeinsam mit Kurzsichtigkeit tritt oft Astigmatismus (Hornhautverkrümmung) auf. In seltenen Fällen läßt sich Astigmatismus auch allein diagnostizieren.

Astigmatismus wird durch eine unregelmäßige Krümmung der Hornhaut verursacht. Diese Verformungen bewirken, daß Licht in mehreren Winkeln einfällt und dadurch auf der Netzhaut vervielfachte bzw. verzerrte Bilder entstehen. Wenn ein Normalsichtiger also zum Beispiel einen Baum sieht, sieht der an Astigmatismus Leidende die Konturen zweier bzw. mehrerer Bäume. Die Umwelt verdoppelt sich bzw. verschwimmt.

Ebenso wie bei Kurzsichtigkeit herrscht über die Ursachen des Astigmatismus schulmedizinisch keine wirkliche Klarheit.

Meiner Meinung nach resultiert auch Astigmatismus ursächlich aus psychischer Überlastung. Vielleicht haben Sie das Phänomen «doppelt sehen» bei extremer Überanstrengung an sich selber schon beobachten können. Ein entspannter und doch aufmerksamer, zentral gesteuerter Blick auf die Umwelt ist unter diesen Umständen nicht mehr möglich. Erklärliche Schutzmaßnahme des überbelasteten Gehirns könnte sein, den Blick gleichsam ruckartig, abwehrend, oberflächlich über die Konturen der Umwelt gleiten zu lassen, sozusagen ein permanentes «Verrücken» des Blickes zu provozieren, das mit der Zeit und unbewußt zur krank machenden Sehangewohnheit wird.

Wenn Sie lernen, ein Gespür dafür zu entwickeln, wie die Augen Gefühle förmlich aufnehmen, können Sie auch das qualvolle «Verrücken» des Blickes erkennen, aufspüren und allmählich korrigieren. Alle Übungen, die zentrales Sehen schulen sowie geistige und körperliche Entspannung anstreben, können hier wirksam werden. Während unserer Arbeit mit Kindern haben wir die Effektivität derartiger Übungen konkret erfahren und beobachtet, daß Astigmatismus meßbar zurückgegangen ist.

Sehtraining bei Schwachsichtigkeit

«Schwachsichtigkeit» ist eine eher seltene Diagnose, der kein pathologischer Befund zugrunde liegt. Das Auge weist keine erkennbaren krankhaften Veränderungen auf, wie es etwa bei Kurzsichtigkeit der Fall ist. Schulmedizinisch gibt es mithin keine Erklärung für dieses Phänomen, dessen Symptom eine herabgesetzte Sehleistung ist. Bei Schwachsichtigkeit handelt es sich also um eine Sehschwäche ohne erkennbaren Grund, die logisch nur dort erklärbar ist, wo sie bei schielenden Kindern diagnostiziert wird. In diesem Fall überläßt das schielende Auge die im Grunde von ihm zu leistende Arbeit dem gesunden Auge. Das schielende Auge wir «faul» und in der weiteren Folge immer schwächer. Bei Patienten allerdings, bei denen Schwachsichtigkeit die alleinige Diagnose ist, erscheint mir eine psychosomatische Erklärung dieser Form von Fehlsichtigkeit naheliegend.

Eltern, deren Kind schwachsichtig ist, rate ich daher dringend zu therapeutischen Maßnahmen, die dem Kind körperliche Energie und damit auch Kraft für die Augen verschaffen. Besonders viel Aufmerksamkeit und Zuwendung, viel Bewegung und jede Möglichkeit zur Entspannung sind hier angebracht. Alle Übungen, die für das Alter Ihres Kindes in diesem Buch angeführt sind, kommen für ein schwachsichtiges Kind in Frage.

Zu beachten ist, im Unterschied zu den anderen Formen der Fehlsichtigkeit, daß ein schwachsichtiges Kind die verordnete Brille *unbedingt immer tragen muß*. Vor allem, wenn es das 7. Lebensjahr noch nicht erreicht hat, der Augapfel also noch nicht voll ausgereift ist. Denn die Sinneszellen in der Sehgrube der Netzhaut, wo der Lichtbrennpunkt exakt auftreffen soll, bedürfen, um sich entwickeln zu können, scharfer Bilder. Lassen Sie Ihr Kind auch während der Zeit des Augentrainings die Brille nach den Anweisungen des Augenarztes tragen. Die Sehhilfe wird nur während der Übungen und Spiele abgenommen. Ist Ihr Kind älter als 7 Jahre und trägt es seine Brille sehr ungern, stimmen Sie bitte ein längeres Absetzen der Brille mit einem Augenarzt ab, der Augentraining positiv gegenübersteht.

Sehtraining bei Weitsichtigkeit

Wenn Ihr Kind weitsichtig ist, ist sein Augapfel eiförmig in die Höhe gewachsen. Dadurch liegt der Brennpunkt des einfallenden Lichts *hinter* der Netzhaut des Augapfels. Die Korrektur durch Brille bzw. Kontaktlinse sorgt auch hier dafür, daß der Brennpunkt des einfallenden Lichts exakt auf der Netzhaut liegt. Dadurch vermag das Gehirn wieder «scharfe» Bilder zu deuten, zu sehen.

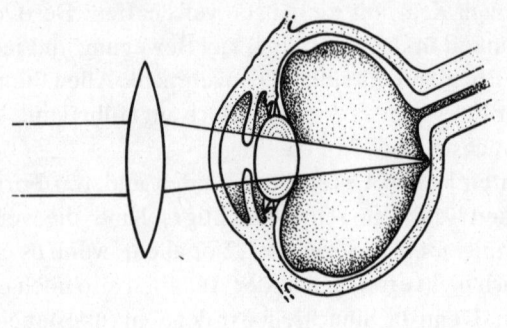

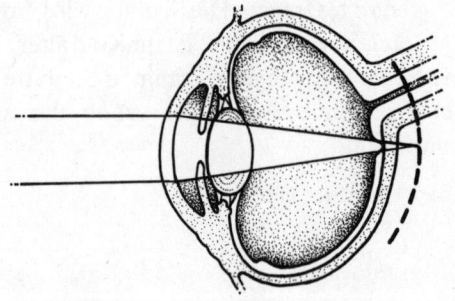

Wenn wir Fehlsichtigkeit auch als Symptom einer Überforderung begreifen, wird hier abermals deutlich, daß eine von einem überstrapazierten Gehirn initiierte Unschärfe des Blicks als Schutzbarriere, als Maßnahme zur psychischen Entlastung dient, um vor übermäßigen optischen Reizen abzuschirmen. Während das kurzsichtige Kind Fernes nicht mehr deutlich wahrnimmt, sieht und damit nur noch den Radius seiner eng begrenzten, in der Nähe «scharfen» Welt begreift, verläuft die Abwehr des weitsichtigen Kindes genau andersherum: Was ihm allzu nah kommt, sein Inneres, sein Fühlen und Denken, zu sehr belastet, wird nur mehr undeutlich, unscharf empfunden und mit der Zeit auch konkret nicht mehr scharf gesehen: Der Gefühlsblockade folgt die Rücknahme der Leistung des Auges. Weit genug entfernt, erscheint die Umwelt dem Kind nicht mehr so bedrohlich, nicht mehr so strapaziös, kann besser verkraftet werden – in der Ferne sieht das Kind besser.

Sehtraining bei Schielen

Sehr oft sind weitsichtige Kinder auch schielende Kinder. Das Schielen, schulmedizinisch Strabismus genannt und als Ergebnis einer Reihe von neurologischen und muskulären Fehlfunktionen definiert, wird von vielen Eltern schon im Kleinstalter ihres Kindes als fehlerhafte Stellung der Augen erkannt.

Die Eltern bemerken, daß die beiden Augen ihres Kindes nicht fähig sind, zur gleichen Zeit in dieselbe Richtung zu blicken. Sie arbeiten nicht wirklich parallel, nicht deckungsgleich und können nicht mehr fusionieren, d. h. die von beiden Augen gelieferten Bilder zu einem verarbeiten.

Um der daraus resultierenden Irritation zu entgehen, behilft sich das schielende Kind dann damit, sich auf *ein* Auge zu konzentrieren und die Leistung des anderen zu unterdrücken. Das Resultat: Das schwächere Auge reduziert seine Leistung immer mehr und entwickelt sich zum «faulen Auge».

Grundsätzlich wird unterschieden zwischen konvergentem Schielen (das Schielen nach innen), divergentem Schielen (das Schielen nach außen) und vertikalem Schielen (ein Auge sitzt höher und schielt).

Die Schulmedizin kennt zwei Maßnahmen gegen das Schielen: eine spezielle Brille, die meist das schwächere Auge aktiviert und ihm die richtige Stellung aufzwingt, und eine Operation, bei der die Länge der Augenmuskeln verändert wird, um das Auge geradezustellen.

Es gibt auch medizinische Sehschulen, sogenannte Schielambulanzen, wo schielende Kinder vor Geräten sitzen, mit deren Hilfe sie das Fusionieren, d. h. das Zusammenarbeiten der Augen, trainieren sollen. Wer jemals in einer solchen Sehschule gewesen ist und Kinder dort beobachten konnte, die lange, in völlig verkrampfter Haltung und angespannt vor einem solchen Gerät gesessen und hineingestarrt haben, wird sich über die mäßigen Erfolge eines solchen «Trainings» kaum wundern.

Sicherlich werden insbesondere auch Eltern schielender Kinder dieses Buch lesen, in der Hoffnung, für die Augen ihres Kindes etwas tun zu können, da die angesprochenen Maßnahmen der Schulmedizin, Schiel-Brille und Operation, häufig nicht den gewünschten Erfolg, nämlich die Geradestellung der Augen, zeigen. Vom Standpunkt des ganzheitlichen Sehtrainings aus kann ich auch hier nur erneut darauf hinweisen, daß das Schielen auch als konkretes, körperliches Symptom eines negativen psychischen Geschehens gewertet werden sollte.

Psychosomatische Ursachen des Schielens werden von der Schulmedizin gänzlich ausgeklammert. Lediglich *Schock* als Ursache plötzlich auftretenden Schielens ist nach schulmedizinischer Lehrmeinung offiziell anerkannt.

Diese beiden Betrachtungsweisen widersprechen sich. Aufmerksame Eltern haben schon immer an ihren Kindern beobachten können, daß psychische Einflüsse sehr wohl zu einer Fehlstellung der Augen führen können: Bei starker Müdigkeit oder Überanstrengung «läuft» Kindern plötzlich das eine oder andere Auge «davon».

Schock, definiert als plötzliche, massive psychische Überforderung, kann also zu Fehlsichtigkeit bzw. Schielen führen. Folglich könnte ebenso eine latente, chronische Überforderung im Laufe der Zeit zu einer Fixierung von zunächst nur zeitweise auftretendem Schielen führen.

Ebenso wie bei anderen Formen der Fehlsichtigkeit bin ich vor allem auch beim Schielen der Meinung, daß sich weniger eine Organschwäche als vielmehr ein negatives, krank machendes Denkmuster auswirkt, welches das Schielen hervorbringen kann.

Im Laufe der letzten Jahre konnte ich immer wieder beobachten, daß für Mütter, deren Kinder schon im Kleinstalter schielten, sowohl Schwangerschaft wie auch die Zeit nach der Entbindung psychisch eine problematische Phase war. (Von den Ärzten hatten diese Mütter meist gehört, daß das Schielen angeboren sei.) In allen Fällen gab es Partnerschaftsprobleme, ein ständiges Bangen um die Liebe und Zuwendung des Partners, die die Mütter während dieser Zeit sehr gebraucht hätten und letztlich nicht erhielten. Bei fast allen dieser Mütter rief ihr nicht gestilltes Liebesbedürfnis in der Partnerschaft schmerzliche Erinnerungen an die mangelnde Zuwendung in der eigenen Frühkinderzeit hervor. Das Erkennen dieser Parallelen aber wäre qualvoll und wird sorgsam verdrängt. «Wenn ich mir wirklich genau ansehe», sagte mir eine Frau, «wie das Verhältnis zwischen ihm und mir ist, dann fange ich an, mit dem Gehirn zu schielen.» Sie selbst hatte gesunde, im zentralen Sehen nicht gestörte Augen, ihr Sohn aber schielte bereits im Kleinstkindalter.

Nicht nur die bewußten Gedanken und Gefühle der Schwangeren scheinen sich dem Gehirn des Ungeborenen bereits einzuprägen, sondern auch im tiefsten Unbewußten verankertes Geschehen. Letztlich ist es also immer wieder die versagte Liebe, man könnte auch sagen, ein mangelndes Verständnis für die wesentlichsten Bedürfnisse des andern, wodurch Überforderung, Verspannung und Verkrampfung hervorgerufen werden.

So ergeht es unsern Kindern immer wieder, weil wir oft nicht imstande sind, auf ihre tiefsten Bedürfnisse einzugehen – so ist es auch uns als Kindern häufig ergangen. Wenn es uns gelingt, so viel Liebe und Verständnis an unsere Kinder weiterzugeben, wie wir selbst es uns als Kinder – und Erwachsene – gewünscht hätten und wünschen, dann haben wir schon sehr viel vom eigentlichen Sinn unseres Daseins erfüllt.

Wenn Ihr Kind bisher nur gelegentlich bei Überanstrengung schielt, dann genügen vielleicht schon die im Kapitel «Schielen», s. S. 117 ff bzw. «Kindergartenalter», s. S. 63 ff, im Übungsteil angegebenen Verhaltensanleitungen sowie gelegentliche, spielerisch ausgeführte Übungen, um zu verhindern, daß das Schielen chronisch wird.

Wenn Sie das Schielen jedoch häufiger beobachten und wenn es auch für den Laien deutlich sichtbar ist, dann gehen Sie bitte unbedingt mit Ihrem Kind zum Augenarzt.

Verschreibt er dem Kind eine «Schielbrille», sollte das Kind diese Brille unbedingt tragen. Unterstützen Sie zusätzlich diese schulmedizinische Maßnahme mit den Möglichkeiten des Sehtrainings, mit Übungen und Verhaltensanleitungen.

Wenn Ihr Augenarzt bereits eine Operation empfiehlt, sollten Sie, bevor Sie dem Rat folgen und Ihr Kind dem Eingriff aussetzen, einen zweiten Augenarzt konsultieren. Ist die Operation unumgänglich, finden Sie im Kapitel «Schielen», s. S. 117 ff bzw. Kapitel «Kindergartenalter» S. 63 ff Hinweise und Hilfen, wie Sie die Augen Ihres Kindes nach der Schieloperation unterstützen können. Durch die Übungen des Sehtrainings ersparen Sie dem Kind eventuell eine Wiederholung des Eingriffes: Die Übungen zur Fusion, d. h. zur Zusammenarbeit beider Augen bzw. für die Kräftigung und Dehnung der Augenmuskulatur, können bei Kindern hochwirksam sein, wenn sie mit einiger Konsequenz durchgeführt werden. Aber bitte achten Sie auch hier immer wieder darauf, daß Ihr Kind selbst entscheidet, wo seine momentanen Grenzen sind. Wenn das Kind während der Übungen Desinteresse, Lustlosigkeit, vielleicht sogar schon Gereiztheit zu entwickeln beginnt, sollten Sie abbrechen, damit die entspannende und aufbauende Wirkung der Übungen durch den Druck der Anforderungen nicht zu neuer Verspannung und Verkrampfung wird. Versuchen Sie, sooft Ihnen dies möglich ist, gerade nach den Augenübungen mit Ihrem Kind gemeinsam etwas zu unternehmen, was Ihnen beiden besonderen Spaß, besondere Freude macht. Das Zwanglose, Spielerische des Sehtrainings erfährt so besondere Bedeutung und läßt sich besser in den Alltag des Kindes integrieren.

Gesundheitstips für die Augen

Unabhängig vom Alter Ihres Kindes lassen sich allgemeine Richtlinien in bezug auf die Gesunderhaltung der Augen aufstellen, die Sie kennen sollten, ehe wir im Übungsteil nach Altersgruppen gestaffelt spezifisch auf die jeweilige Entwicklungsmöglichkeit Ihres Kindes eingehen.

Ein wesentlicher Teil der Übungen des Sehtrainings für Kinder dient dazu, die *Beweglichkeit* der Augenmuskulatur, die Beweglichkeit des Blicks zu trainieren. Beweglichkeit löst Verspannung, Verkrampfung. Entspannungsübungen der Augen allein haben allerdings nur wenig Sinn, wenn der ganze Körper, die Haltung Ihres Kindes verkrampft ist. Alles, was für die Augen gilt, gilt auch für den ganzen Körper und die Psyche eines Menschen; alles wirkt sich – positiv oder negativ – auch auf die Augen aus.

Ein Wiener Orthopäde, der sich speziell mit den zunehmenden Haltungsschäden bei Kindern auseinandersetzte, betont diese direkte Wechselwirkung von Haltung und Augenmuskulatur. Er rät u. a., auf den richtigen *Arbeitsplatz* für das Kind zu achten. Die Schreibplatte, vor der das Kind gerade und nicht gekrümmt sitzen sollte, ist optimalerweise leicht schräg gestellt, so daß die Augäpfel des Kindes während der Arbeit in ihrer natürlichen Haltung verbleiben können. Auch wenn z. B. beim Abschreiben Heft oder Buch aufgestellt sind, anstatt auf einer flachen Arbeitsplatte zu liegen, blicken die Augen natürlich geradeaus. Sind die Augen stundenlang nach unten gerichtet, kommt es zu einer allzu lang andauernden, ständigen Anspannung der Augenmuskeln.

Darauf sollten Sie auch besonders achten, wenn Ihr Kind viel liest. Es sollte nicht vornübergebeugt, in gekrümmter Haltung das Buch auf dem Schoß oder dem Tisch lesen, sondern in einer Haltung, in der es das Buch in leichter Schräglage vor den Augen hält. Auf diese Weise ist zumindest die Stellung der Augäpfel natürlich, auch wenn Lesen an und für sich anstrengende «Feinarbeit» für die Augen bedeutet, Anstrengung, für die das Organ von Natur aus eigentlich nicht konzipiert ist.

Keinesfalls können und sollten Sie einem Kind, das am Lesen Freude hat, die Bücher einfach verbieten.

Eine eventuelle Einschränkung des Lesens können Sie vielleicht dadurch erreichen, daß Sie die Zeit der Lektüre in ein Programm einbinden, das dem Kind Freude macht, seine Aktivitäten immer wieder vom Lesen ablenkt, die Lektüre unterbrechen läßt und somit die Augen entlastet. Wenn Ihr Kind groß genug ist, um einzusehen, daß Einschränkungen oder Unterbrechungen des Lesens für die Gesundheit seiner Augen wichtig sind, versuchen Sie, mit ihm darüber in sachlich-informierendem, bitte niemals bedrängendem Ton zu sprechen. Je deutlicher das Kind spürt, daß Sie Verständnis für sein starkes Interesse an seiner Welt im Buch haben, um so eher wird es auch bereit sein, das Lesen hin und wieder zugunsten einer anderen Freizeitbeschäftigung zurückzustellen.

Auf jeden Fall aber sollten Sie bzw. Ihr Kind, wie erwähnt, auf die Haltung während des Lesens achten. Verkrampfungen und Verspannungen beugen Sie vor, wenn Sie öfter vom Buch aufschauen, die Augen im Zimmer, zum Fenster hinauswandern, schweifen lassen, die Augen ab und zu kurz schließen, tief durchatmen. Wenn die Augen bereits gerötet oder angestrengt sind, hilft zwischendurch ein *Wasserbad*. Das geht ganz einfach: Wasser ins Waschbecken einlassen, das Gesicht eintauchen, die offenen Augen einige Sekunden unter Wasser kreisen lassen, dann das Gesicht wieder aus dem Wasser heben. Das Ganze drei- oder viermal wiederholen.

Jede Unterbrechung des Lesens, die ein Fixieren und damit die Verspannung von Körper und Augenmuskulatur verhindert, ist eine heilsame Maßnahme. Bewegungs- und Entspannungsübungen für zwischendurch finden Sie in diesem Buch genug – Ihr Kind soll selbst entscheiden, mit welchen es am liebsten «für seine Augen» arbeiten will.

Diese Richtlinien gelten natürlich nicht nur für das Lesen. Ich habe diese Freizeitgestaltung als Beispiel gewählt, weil sie emotional bei vielen Kindern stark besetzt ist. Ähnlich verhalten sollte sich das Kind auch, wenn es z. B. für die Schule schreibt, rechnet oder liest.

In diesem Zusammenhang sollten Sie besonders auf *die richtige Beleuchtung* achten. Der Platz, an dem Ihr Kind arbeitet, sollte mit einer 100-Watt-Lampe beleuchtet sein. Und zwar so, daß die Arbeitsunterlagen bzw. das Buch direkt im Lichtkreis dieser Lampe liegen. Diese Lampe sollte mit einem beweglichen Schwenkarm ausgerüstet sein, der Einfallswinkel und Entfernung vom Lichtkreis zur jeweiligen Papierfläche verändern kann, um eine Blendung des Auges zu vermeiden. Besonders wichtig: Es darf dabei im Raum keine «Lichtinsel» entstehen, das heißt, der Lichtkreis der Lampe sollte nicht inmitten eines dunklen Raumes die einzige Beleuchtung sein. Durch die Arbeit im Lichtkreis der Tischlampe, umgeben von Dunkelheit, wird nämlich die Peripherie der Netzhaut permanent überanstrengt. Deshalb sorgen Sie bitte dafür, daß in dem Raum, in dem gelesen oder am Schreibtisch gearbeitet wird, zusätzlich eine Decken- oder Wandleuchte mit jeweils 100 Watt eingeschaltet ist. Die ganze Wohnung sollte gut ausgeleuchtet, schummriges Licht Gesprächen am späten Abend vorbehalten sein. Augen brauchen Licht, um zu sehen, und wo Licht mangelt, müssen sie sich automatisch mehr anstrengen.

Halogenlicht empfehle ich besonders, weil es im Dämmerlicht kein Zwielicht entstehen läßt. Vom Neonlicht hingegen ist unbedingt abzuraten. Neonbeleuchtung besteht aus einer Kette ununterbrochener Lichtzuckungen, deren Intervalle so kurz sind, daß sie von uns nicht bewußt wahrgenommen werden. Augen und Gehirn aber nehmen sie sehr wohl auf, der Körper reagiert unbewußt auf diese negative Beeinflussung. Diese Belastung durch das zukkende Licht ist ein eminenter Streßfaktor. Nach wie vor werden auch Schulen trotz dieser bereits weithin bekannten Tatsache aus Sparsamkeitsgründen mit Neonbeleuchtung ausgestattet. Die schädlichen Folgen für die Augen der Kinder können nicht oft genug betont werden. Legen Sie deshalb Protest ein, wo immer Sie können, wenn man Ihrem Kind Neonlicht zumutet.

Achten Sie bitte auch darauf, daß der Lichteinfall am Arbeitsplatz Ihres Kindes stets von links kommt, sofern es Rechtshänder ist. Beim Linkshänder sollte der Lichteinfall von rechts kommen, damit beim Schreiben keine Schatten entstehen.

Die richtige Beleuchtung ist auch beim *Fernsehen* wichtig. Grundsätzlich ist das Fernsehen gewiß kein Labsal für die Augen, im Gegenteil. Und was die Belastung der Augen angeht, übertrifft das Fernsehen sicher noch das Lesen. Die flimmernden Pünktchen, die sich zu den bunten Bildern auf der Mattscheibe zusammensetzen, strapazieren insbesondere die Netzhaut des Auges stark.

Das Fernsehen als ein Medium unserer Zeit gehört nun einmal dazu, ob es uns paßt oder nicht. Ein Fernseh-Verbot bedeutete nicht nur, das Kind in eine Außenseiterposition innerhalb seiner Altersgenossen zu manövrieren – was nicht unbedingt wünschenswert ist –, sondern gäbe dem Fernsehen auch eine Bedeutung, die einen heimlichen, heftig ersehnten Fernseh-Genuß geradezu provoziert. Versuchen Sie also Ihrem Kind einen möglichst vernünftigen Umgang mit dem Fernsehen beizubringen, indem Sie, je nach Altersstufe, Sendungen von ½ bis maximal 1½ Stunden Dauer gemeinsam mit ihm auswählen, möglichst mit ihm gemeinsam ansehen und anschließend besprechen. Sind die Augen Ihres Kindes bereits stärker fehlsichtig bzw. bemerken Sie, daß Ihr Kind von seinem Alltag ohnehin überanstrengt ist, reduzieren Sie das Fernsehen bitte auf gelegentliche Ausnahmen von kurzer Dauer.

Der Raum, in dem Ihr Kind fernsieht, sollte mit einer 100-Watt-Lampe erleuchtet sein, die weder blendet noch sich im Bildschirm spiegelt. Versuchen Sie so früh wie möglich, Ihr Kind dazu anzuhalten, daß es den Blick nicht unverwandt auf den Bildschirm richtet. Es sollte ihm zur Gewohnheit werden, die Augen immer wieder vom Geschehen am Bildschirm weg in den Raum hineinschweifen zu lassen, dort mit dem Blick ein wenig herumzuwandern, zu verweilen und sich dann erst wieder dem Bildschirm zuzuwenden. Entspannend für die Augen ist auch das gelegentliche kurze Schließen der Augen, die Augäpfel dabei ein wenig kreisen zu lassen, durchzuatmen, eventuell auch aufzuspringen, zu hüpfen, Schultern und Nacken zu lockern, ehe man sich wieder hinsetzt. Das Fernsehen kann für Kinder und Jugendliche unter Umständen eine gute Hilfe zum Palmieren (siehe Übungsteil) werden. Lassen Sie Ihr Kind bei Langeweile oder kurz vor dem Einschlafen die Augen schließen und die Bilder des täglichen – begrenzten – Fernsehpensums erinnern und nacherzählen. Auf diese Weise wird nicht nur das Gesehene psychisch verarbeitet, sondern auch Merkfähigkeit und Augenmuskulatur (hinter geschlossenen Lidern) trainiert.

Das Fernsehen läßt sich also sehr wohl positiv in den Kinderalltag integrieren und kann gleichzeitig als Hilfsmittel für einige Übungen des Sehtrainings dienen.

Grundsätzlich möchte ich Ihnen am Beispiel Fernsehen eine Haltung nahelegen, die auf alle Bereiche des (Kinder-)Lebens übertragbar ist: «Verteufeln» Sie Gegebenheiten, die uns manchmal überhaupt nicht passen, mit denen wir heute aber leben müssen, nicht. Versuchen Sie vielmehr zu lernen, mit ihnen anders, positiver, umzugehen.

Dies gilt – und damit sind wir wieder bei einem der wichtigsten Ansatzpunkte des Sehtrainings – vor allem auch für den *Umgang mit der Brille*. Eltern, deren Kind seine erste Brille verschrieben bekommen hat, erhalten unterschiedliche Antworten auf ihre Frage: Muß mein Kind die Brille immer tragen? Die meisten Augenärzte beantworten diese Frage mit einem strikten Ja, die Brille müsse unbedingt immer getragen werden, ansonsten käme es zu einer weiteren Verschlechterung der Augen.

Eine zunehmende Anzahl von Augenärzten rät: Nein, wenn das Kind nicht will, sollte es nicht zum ständigen Tragen der Brille genötigt werden. Es soll sie nur dann tragen, wenn es die Brille braucht, um sich nicht zu überanstrengen. Diese Ärzte versichern, daß das nur zeitweise Tragen des Sehbehelfs keine Verschlechterung der Augen bewirkt. Ausgenommen sind allerdings jene Kinder, die eine Schielbrille tragen, die schwachsichtig sind oder die das 7. Lebensjahr noch nicht vollendet haben.

Sobald das Auge des Kindes im Alter von etwa 7 Jahren voll entwickelt ist, darf es der Verantwortung der Eltern und dem Willen des Kindes überlassen sein, ob die Brille ständig oder nur zeitweise getragen wird.

Allerdings ist der ständige Gebrauch der Sehhilfe bei Kindern nachweislich bloße Korrektur eines vorhandenen Sehfehlers und schließt von vornherein die Möglichkeit aus, daß die Augen sich regenerieren oder verbessern.

Trotz Brille verläuft Kurzsichtigkeit im Entwicklungsalter so gut wie immer progressiv. Der Effekt, der bei ständig getragener Brille erreicht wird, ist leider eher der, daß die Sehleistung der Augen sich verschlechtert statt verbessert. Viele Erfahrungen bestätigen, daß die Augen hinter einer Brille rasch «faul» werden. Oft äußern Kinder selbst, daß sie ohne Brille nun viel schlechter sehen als noch vor kurzer Zeit.

Jeder, der lernt, in den Situationen, in denen er nicht unbedingt darauf angewiesen ist, ohne Sehbehelf auszukommen, kann feststellen, daß sich schon nach kurzer Zeit das Sehvermögen der Augen bessert. Die Augen können es sich unter solchen Bedingungen gar nicht «leisten», «faul» zu werden, und andererseits ohne Brille ihre natürliche Regenerationsfähigkeit entwickeln.

Augenärzte, die Erfahrung mit Kindern haben, die Menschen als Ganzes sehen, wissen, wie stark sich gerade bei Kindern die psychische Verfassung, die stark schwanken kann, auf die Anzahl der Dioptrien niederschlägt. Kinder sind oft durch eine neu verschriebene Brille regelrecht beeinträchtigt, bekommen Kopfweh, Schwindel, bis schließlich festgestellt wird, daß die Brille viel zu stark ist. War das Kind während des möglicherweise ersten Besuches beim Augenarzt besonders angespannt und aufgeregt, konstatierte der Augenarzt im Moment gewiß mit Recht die verschriebene Dioptrienzahl. In jedem Fall sollte er aber auf etwaige Klagen über die Unverträglichkeit der Brille eingehen, die Sehschärfe neuerlich überprüfen und vor allem nicht darauf bestehen, daß die möglicherweise zu starke Brille ständig getragen wird.

Auch darum gilt: Wenn Kinder ab dem 7. Lebensjahr ihre Brille nicht unbedingt immer tragen wollen (Ausnahmen: Schwachsichtigkeit und Schielbrille), dann können Sie diesem Wunsch ruhig nachgeben. Besprechen Sie aber bitte mit Ihrem Kind sehr genau, daß es lernen muß, darauf zu achten, seine Augen nicht zu überanstrengen. Es sollte einsehen, daß es nötig und richtig ist, die Brille dann zu tragen, wenn es scharf sehen muß, zum Beispiel während des Unterrichts in der Schule. Beobachten Sie die Augen des Kindes während der Freizeit: Kneift es die Augen oft zusammen, um immer schärfer zu sehen, so kommt das Kind mit der unscharfen Sehleistung offensichtlich nicht gut zurecht. Bieten Sie ihm in diesem Fall immer wieder die neue Brille an. Ohne Sehhilfe kann das Kind nur dann zufrieden sein, wenn es aus sich heraus mit der unschärfer wahrnehmbaren Umwelt zurechtkommt. So müssen bei manchen Kindern erst besonders positive Situationen geschaffen werden, etwa ein Spaziergang in der Natur mit integriertem Ball- oder Federballspiel oder der Besuch eines Schwimmbades, um dem Kind zu ermöglichen, sich auch ohne Brille zu entspannen und wohl zu fühlen. Lernt es schließlich Situationen kennen, die es auch ohne Brille bewältigt, wird es in immer mehr Situationen brillenlos und entspannt zurechtkommen.

Die Brille sollte zwanglos als Möglichkeit, die Sehkraft der Augen zu unterstützen und zu entlasten, genutzt werden. Je früher ein Kind lernt, durch bewußte Wahrnehmung und Beobachtung seiner Augen – und seines Körpers – für diese Verantwortung zu übernehmen, desto besser.

Wenn wir Sehen als einen ganzheitlichen Prozeß verstehen, ist es selbstverständlich, daß auch die richtige *Ernährung* zur Gesunderhaltung der Augen beiträgt.

Die grundsätzlichen Richtlinien für eine gesunde Ernährung sind Ihnen vielleicht weitestgehend bekannt. Auch der Gesunderhaltung der Augen dient eine Ernährung, die sich im großen und ganzen an den Richtlinien orientiert, auf denen Vollwertkost basiert, mit einem zusätzlichen Schwerpunkt auf Lebensmitteln, die natürliche Träger von Vitamin A sind.

Sofern Sie bereits versuchen, sich selbst und Ihre Familie in Richtung Vollwertkost zu «erziehen», werden Sie vielleicht auch die Erfahrung gemacht haben, daß es nicht ganz einfach ist, Kinder ohne Zwang an Körnerkost und «dunkle» Mehlspeisen zu gewöhnen. Pommes frites mit Ketchup und weißer Kuchen sind, bietet man sie Kindern alternativ zu Vollkornprodukten an, unangefochtene Sieger. Davon sollten sich aber weder Köchin noch Koch entmutigen lassen. Die sogenannte «Normalkost» kann langsam, aber stetig durch Vollwertgerichte erweitert oder ersetzt werden, so daß eine «sanfte» Umstellung erreicht wird. Und Ihrem Kind sollten Sie lieber ab und zu das ersehnte Wurstbrötchen gönnen, als es mit Tofu oder anderen – ihm vielleicht zunächst suspekten – vegetarischen Köstlichkeiten zu seinem Glück zu zwingen. Die Bekömmlichkeit eines Essens hängt letztlich entscheidend von der Freude daran ab sowie von der Atmosphäre, in der es eingenommen wird. Wenn es Ihnen gelingt, Ihren Speiseplan zumindest zu zwei Dritteln aus Vollwertgerichten zusammenzusetzen, geben Sie mit dieser Ernährung auch den Augen Ihrer Familie die bestmögliche Unterstützung.

Hier in aller Kürze die wichtigsten Punkte, auf die Sie bei der Ernährung grundsätzlich achten sollten: Industriell hergestellte Produkte sowie weißen Zucker und Feinmehl meiden, ebenso Wurst und Schweinefleisch. Generell den Fleischkonsum einschränken und mageres Fleisch bevorzugen (ein bis zweimal pro Woche). Rohkost, Nüsse, gedünstetes Gemüse (möglichst frisch, nie aus der Dose, seltener aus der Tiefkühltruhe), Naturreis, Vollkornteigwaren, Hirse, Maisgrieß, Tofu und andere Sojaprodukte, in der Schale gekochte oder gebackene Kartoffeln, Fisch, Quark und Käse, gekochte Körner wie Weizen, Roggen und Hafer in allen Variationen sind zu empfehlen.

Vor allem auch im Hinblick auf die Augen sollten Sie beachten, daß das tägliche Eiweißangebot nicht zu hoch ist. Wenn Sie hier ganz sicher gehen wollen, suchen Sie bitte einen Arzt für Naturheilkunde oder einen Heilpraktiker auf und besprechen Sie mit ihm die Eiweißzusammensetzung für Ihren ganz speziellen Familienspeisezettel.

Sehr positiv auf die Gesundheit, insbesondere auf die Augen, wirkt sich aus, wenn Sie dafür sorgen, daß jedes Familienmitglied täglich ein Glas frischgepreßten Karottensaft – mit einigen Tropfen Öl – trinkt. Wer schon Probleme mit den Augen hat, sollte möglichst zwei Gläser trinken. Zweimal pro Woche sorgt darüber hinaus ein Karottengericht (Karotten gedünstet als Gemüse, im Auflauf, als Rohkost oder als Karottentorte) für die notwendige

Vitamin-A-Zufuhr der Familie. Rezepte für Gerichte mit dem wertvollen Vitamin-A-Träger Karotte finden Sie in vielen Variationen in Vollkorn-, Gemüse-, Schulkochbüchern.

Sofern der Augenarzt einem fehlsichtigen Familienmitglied Vitamin-A-Tabletten nicht ausdrücklich verschreibt, genügen obige Maßnahmen, um den Vitamin-A-Bedarf Ihrer Augen abzudekken. Generell ist dieser Bedarf bei uns allen, auch unter den Normalsichtigen, angestiegen: Fernsehen, Arbeit am Bildschirm, bei künstlichem Licht, in geschlossenen Räumen, zu viel «Feinarbeit» für die Augen wie Lesen u. ä. sorgen dafür, daß unsere Augen mit Beginn der Schulzeit ständig stark, häufig zu stark, beansprucht werden.

Sehprobentafel

Mit der Sehprobentafel, die wir hier für Sie gedruckt haben, können Sie auf ganz einfache Weise prüfen, ob die Sehleistung Ihres Kindes normal ist.

Lösen sie die Sehprobentafel aus dem Buch heraus und heften Sie sie an einen gut beleuchteten Platz an die Wand.

Stellen Sie Ihr Kind in 6 m Entfernung davon auf. Es muß angeben können, in welche Richtung der von Ihnen jeweils angegebene E-Haken sich öffnet. Lassen Sie dabei das Kind mit den gespreizten Fingern die E-Haken simulieren. Ihr Kind muß imstande sein, die *kleineren* Haken aus 6 m Entfernung zu erkennen. Gelingt ihm dies nicht, wird keine normale Sehleistung mehr erbracht.

Machen Sie diesen Test auch, wenn Ihr Kind nicht über Beschwerden klagt. Wiederholen Sie ihn regelmäßig, etwa monatlich, immer dann, wenn Ihr Kind gerötete, juckende Augen zeigt,

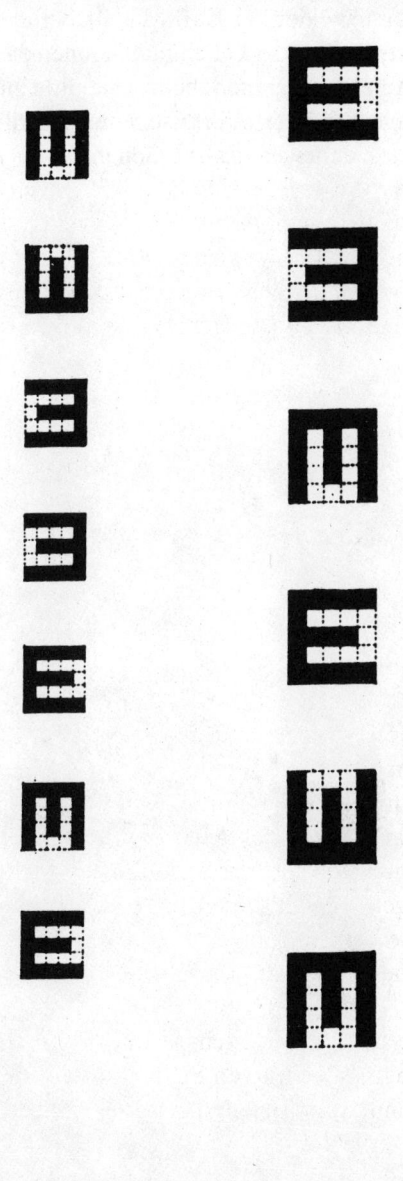

über Schmerzen oder Brennen klagt, auffällig häufig zwinkert oder Grimassen schneidet. Sollte Ihr Kind über mehrere Wochen hinweg trotz entsprechender Gegenmaßnahmen die Zeichen nicht fehlerfrei identifizieren können, gehen Sie bitte zum Augenarzt. Dann braucht Ihr Kind vermutlich seine erste Brille – zumindest für Situationen, in denen es scharf sehen muß.

PRAKTISCHE
ÜBUNGEN

Babys und Kleinkinder bis 4 Jahre

Allgemeines

Der erste wichtige Augenkontakt zwischen Mutter und Kind findet schon kurz nach der Geburt statt. Der Blick bestätigt dem hilflosen kleinen Wesen die Existenz seiner wichtigsten Bezugsperson, der Mutter.

Deshalb ist es von elementarer Bedeutung, daß wir uns bewußt sind, wie wesentlich der Ausdruck unserer Augen für die Gefühlswelt des Kindes ist.

Ist der erste Blick, den es von uns empfängt, hart oder gar abwehrend, erlebt das Kind damit eine erste Gefühlsblockade der Außenwelt. Dies wiederum baut gleichzeitig die Hemmung auf, angstfrei in diese Welt zu blicken.

Es gibt wohl kaum eine Mutter, die ihr Kind aus wirklicher Abneigung abwehrend oder hart anblickt.

Aber auch Überanstrengung, Müdigkeit, Reizbarkeit können diesen Ausdruck in unseren Augen hervorrufen. Wenn es uns gelingt, uns dies bewußt zu machen, und wir uns bemühen, den Ausdruck unserer Augen weich und freundlich zu «formen», dann ist dies unser erstes Geschenk an unser Kind.

Hat Ihnen Ihre Mutter auch noch erzählt, daß Neugeborene erst nach 6 Wochen sehen können? Nun – sie können sehr wohl visuelle Eindrücke sofort empfangen. Sie können darauf nur noch nicht für uns sichtbar reagieren. Sie brauchen diese 6-Wochen-

Frist, um einen Lernprozeß in Gang zu setzen, der sie dann erst befähigt, auf die visuellen Wahrnehmungen eine Antwort zu geben. Unser Auge ist nur Lichtmuster- und Bildlieferant, am Zustandekommen des vollständigen Sehvorgangs ist das Sehzentrum im Gehirn maßgeblich beteiligt. Erst wenn wir gelernt haben, aus den Erinnerungs- und Assoziationszonen abzuberufen, was das gelieferte Bild bedeutet, sieht man «richtig». Ihr Kind kann Ihren liebevollen Blick während der ersten Wochen also sehr wohl aufnehmen. Das heißt, es speichert erst einmal in seine Erinnerungs- und Assoziationszonen über die visuelle Wahrnehmung gutes Gefühl ein, ein inneres Lächeln sozusagen.

Immer wieder sagen uns Mütter in ersten Kontakt-Gesprächen: Mein Kind ist fehlsichtig von Geburt an.

Es ist zum Glück die große Ausnahme, wenn ein Kind mit einer klar diagnostizierten Anomalie des Organs Auge geboren wird. Häufiger wird zweifellos schon im Kleinstkindalter leichtes oder starkes Schielen festgestellt (s. Kapitel Schielen). Mit großer Vorsicht zu genießen ist die Aussage «von Geburt an», die häufig beim ersten Sehtest, der meist im Kindergarten stattfindet, in Verbindung mit der Diagnose Kurz- oder Weitsichtigkeit getroffen wird.

Wenn also Sie fehlsichtig sind und auch Ihr Partner eine Brille trägt, werden Sie – aller Wahrscheinlichkeit nach – akzeptieren müssen, daß das Organ Auge auch bei Ihrem Kind «schwächer» angelegt ist. Sie haben nun zwei Reaktionsmöglichkeiten: Entweder Sie schließen sich der noch immer gültigen schulmedizinischen Lehrmeinung an, daß in Ihrem Fall eine auftretende Fehlsichtigkeit bei Ihrem Kind «hinzunehmen» und deren Verlauf unbeeinflußbar sei. Oder Sie sind der Auffassung, daß der Verlauf von Fehlsichtigkeit sehr wohl beeinflußt werden kann. Um diesen Mut zur Eigenverantwortung zu stärken, habe ich dieses Buch geschrieben.

Während der vergangenen fünfzehn Jahre habe ich ausnahmslos beobachten können, daß immer falsches Verhalten, «krank machendes» Denken und Fühlen den Ausbruch bzw. die Intensität der (Augen-)Erkrankungen bestimmte. Die negative Erbanlage des jeweiligen Organs war lediglich die Schwachstelle des Körpers, an der sich die Symptome der jeweiligen psychischen Problematik am deutlichsten Ausdruck verschafften. Dies gilt, meinen Beobachtungen nach, vor allem auch bei Fehlsichtigkeit.

Meine eigene «Krankengeschichte» ist zweifellos ein besonders drastisches Beispiel für Zusammenhänge, die eine zunehmend progressiv verlaufende Entwicklung von Fehlsichtigkeit innerhalb einer Familie logisch erscheinen lassen. Die Kenntnis der Zusammenhänge aber ermöglicht auch, daß der «Teufelskreis» durchbrochen werden kann. Um das zu verdeutlichen, will ich die Geschichte der Fehlsichtigkeit in meiner Familie hier kurz skizzieren: Mein Vater, dessen Eltern beide völlig gesunde Augen hatten, erreicht im Laufe seines Lebens eine hochgradige Kurzsichtigkeit von minus 15 Dioptrien, die sich nicht durch eine genetische Schwäche der Augen bei einem seiner Vorfahren erklären läßt. Erklärbar ist sie vielmehr aus den extrem ungünstigen, krank machenden Umständen seiner Kinderzeit heraus. «Er war ein ganz stilles Kind», hatte mir seine Mutter, meine Großmutter, erzählt. «Immer nur hat er in einer Ecke gesessen und gelesen.» «Ja», sagte mein Vater mir, «das war die einzige Möglichkeit, das Leben bei ihr auszuhalten. Oder hätte ich genau hinschauen sollen, wenn ich alle paar Monate einen neuen ‹Vater› hatte?» Die Ehe meiner Großeltern war bald nach der Geburt meines Vaters geschieden worden.

Extreme psychische Belastung also einerseits und deren Kompensation durch ständiges Lesen, «Feinarbeit» für die Augen, andererseits. Der Weg in die progressive Myopie (Kurzsichtigkeit) war vorgezeichnet.

In mir wiederholte, verstärkte sich das Schicksal meines Vaters. Auch die Ehe meiner Eltern scheiterte sehr früh. Von meinem Vater hatte ich gelernt, daß Lesen, die fiktive Bücherwelt, eine Fluchtmöglichkeit aus der Realität sein kann. Meine Mutter, die gesunde Augen hatte, lehrte mich zusätzlich ihre Möglichkeit der

Problembewältigung: die Verdrängung, das Nichthinschauen. Bei mir wurde also die negative Erbanlage sowohl durch die antrainierte «Flucht» in die Fehlsichtigkeit als auch durch wahre Leseexzesse, nicht zuletzt durch starke psychische Belastungen in meiner Kindheit verstärkt. Resultat: minus 19 bzw. minus 22 Dioptrien.

Nach und nach lernte ich, mich als Glied einer Kette zu begreifen, in der von Generation zu Generation psychische Probleme zusehends eskalierten und «ins Auge» gingen. Indem ich diese Zusammenhänge begriff, konnte ich auch weitere Fehlentwicklungen bewältigen und einen Endpunkt hinter eine weitere progressive Entwicklung von Fehlsichtigkeit in meiner Familie setzen. Ich selbst erlebe eine ständige Verbesserung meines Sehvermögens, und mein 8jähriger Sohn zeigt bis jetzt noch keine Anzeichen für eine Fehlsichtigkeit. (In seinem Alter hatte ich bereits 7 Dioptrien.)

Dies zur Erläuterung der Ursache von Fehlsichtigkeit, der wir uns hier besonders widmen wollen: Es sind zu wesentlichen Teilen krank machende Denkmuster und Verhaltensweisen, die zur Fehlsichtigkeit führen. Jeder Fehlsichtige, der sich diese unbewußten Angewohnheiten bewußt macht, erhöht die Chance, eine Besserung herbeizuführen.

Alle Denkanstöße, Übungen und Verhaltensanleitungen im Rahmen dieses Buches zielen darauf ab, Ihrem Kind nicht Fehlsichtigkeit anzuerziehen, sondern ihm alles beizubringen, was gut und gesund für seine Augen ist.

In diesem Zusammenhang spielt Ihr Vorbild als Vater oder Mutter innerhalb der Familie eine entscheidende Rolle. Wenn Sie selber an Verspannungen und Verkrampfungen leiden, unbeweglich schauen, belastende Situationen zu übersehen versuchen, ebnen Sie Ihrem Kind einen Weg in die Fehlsichtigkeit. Darum können Sie gar nicht früh genug damit beginnen, ein «Gegen-Programm» zu starten.

In der Altersgruppe, die wir hier in diesem Kapitel ansprechen, sind die Chancen am größten, durch Augentraining zu verhindern, daß Ihr Kind einmal eine Brille tragen muß. Zumindest aber können wir ihm vom Tag seiner Geburt an helfen, daß seine Augen sich gesund entwickeln.

Baby-Massage

Bereits wenige Tage nach der Geburt können Sie Ihr Baby mit Massagen beruhigen und entspannen. Baby-Massage kann darüber hinaus jene tiefe innere Beziehung zwischen Mutter und Kind schaffen, die dem Kind das Gefühl, das es seit der Geburt nicht mehr erlebt, das «Eins-Sein» mit der Mutter, wieder in Erinnerung ruft, es spüren läßt. Wo sozusagen «von innen her» dieser tiefe Strom einer voll und ganz dem Kind zugewendeten Liebe nicht mehr zu fließen vermag, ist Baby-Massage die beste Möglichkeit, zur Quelle dieses so elementar wichtigen Spürens zwischen Mutter und Kind zu werden. Viele Mütter haben Schwierigkeiten, spontan jene tiefe Zuneigung zu ihrem Kind zu spüren, die «naturgegeben» sein sollte. Grund für solche Gefühlsblockaden, die bei den Babys zu Unruhe, Koliken, Verspannungen und Verkrampfungen der Muskulatur führen können, ist oft die starke physische und psychische Erschöpfung der Mütter nach der Geburt. Hier kann der Partner durch leichte Nacken- und Rückenmassage, liebevolle, fürsorgliche Berührung und Streicheln des ganzen Körpers der Frau, ruhig auch nach den hier gegebenen Anweisungen für Baby-Massage variiert, der erschöpften Frau helfen. Wenn die Frau die Unterstützung ihres Partners spürt, hat sie auch Kraft für ihr Neugeborenes.

Mit der Baby-Massage nach den hier angegebenen Zeichnungen und Erklärungen können Sie wenige Tage nach der Geburt

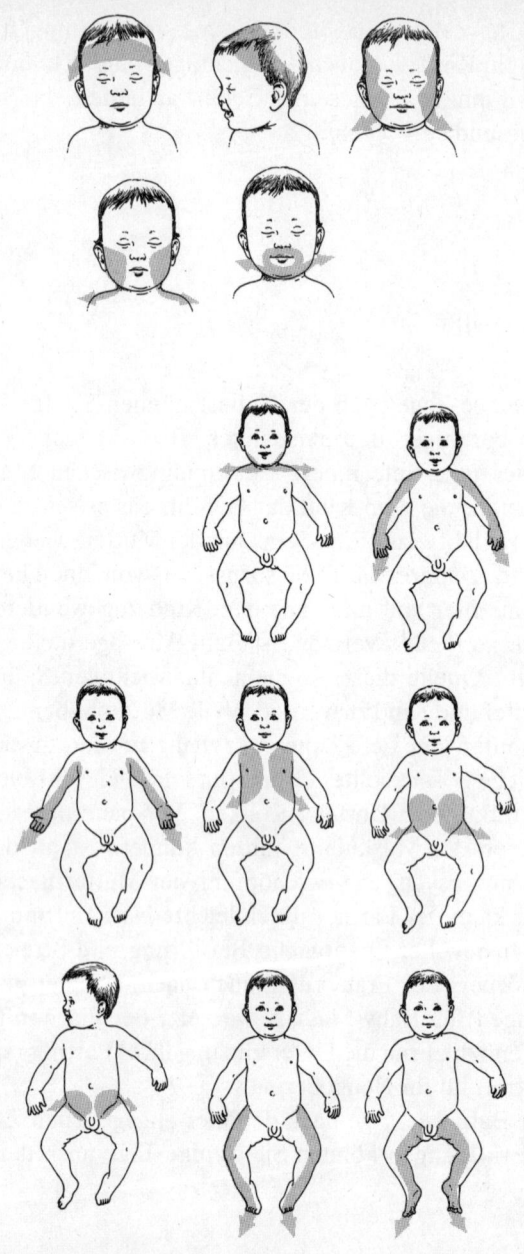

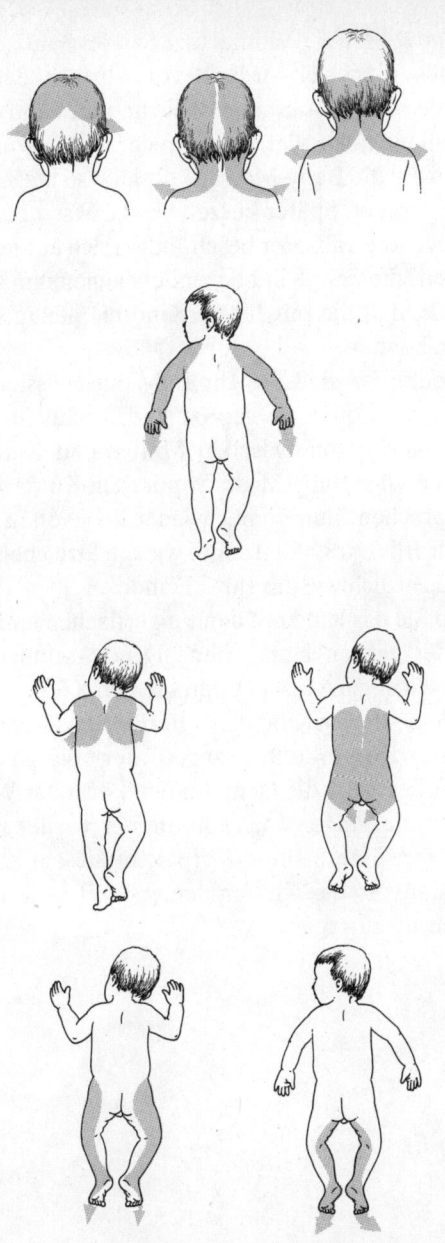

beginnen und sollten sie, einmal täglich oder häufiger, mindestens so lange machen, bis sich Ihr Baby von selbst auf den Rücken drehen kann. Sie werden spüren, daß Sie und Ihr Kind diese Minuten der Zärtlichkeit noch viel länger nicht werden missen wollen. Praktizieren Sie die Baby-Massage deshalb so lange, wie Ihr Kind sie sichtlich genießt. Später kürzen Sie die Massage nach eigenem Ermessen eventuell ab oder beschränken sich auf jene liebevollen Berührungen, die dem Kind besonders angenehm sind. Generell gilt natürlich, daß Sie mit Ihrem Kind nie genug schmusen und zärtlich sein können.

Ganz wichtig ist, daß Sie Ihr Baby nie massieren, wenn Sie selbst abgespannt oder gar gereizt sind. Nichts überträgt sich so rasch wie Spannungen zwischen Mutter und Kind. Wichtig ist auch, während der Baby-Massage mit dem Kind ruhig, leise, liebevoll zu sprechen, ihm immer wieder liebevoll in die Augen zu schauen. Ihr Blick vor allem sollte wie ein Streicheln sein, ebenso bewußt und zärtlich wie das Ihrer Hände.

Berühren Sie das Kind mit den Fingerflächen und, wo immer es geht, mit der ganzen Hand, ohne Druck, schmetterlingsleicht. Spüren Sie selbst ganz bewußt den kleinen Körper, versuchen Sie zu empfinden, wie Ihr Kind diese Berührung aufnimmt, förmlich einatmet. Der Körperkontakt zur Mutter oder zu anderen Menschen ist für ein Baby die elementarste Form der Wahrnehmung, und es ist darauf angewiesen, Sie immer wieder zu spüren, Ihr Streicheln, Ihre Hand, Ihren Körper. In diesem Zusammenhang ist es sehr sinnvoll, das Kind in den ersten Lebensmonaten möglichst viel herumzutragen.

Beweglichkeit der Augen

Ein häufiges Herumtragen des Neugeborenen dient auch als Maßnahme gegen den starren Blick ins Leere, der bereits bei Kleinstkindern zu beobachten ist. Dieser Blick, der bereits jedes Interesse an seiner Umgebung verloren zu haben scheint, kann auch der Beginn für eine konkrete Rücknahme der Sehleistung des Auges sein. Ein Baby, das viel bewegt wird, erhält den ständigen Anreiz, mit seinen Augen Neues aufzunehmen. Es bleibt wach, interessiert, aufmerksam, es schaut beweglich.

Eines der ersten Geschenke, die dem Baby gemacht werden, sollte darum ein *Mobile* sein, das über seinem Bettchen angebracht wird. Die sich bewegenden Figuren veranlassen das Kleinkind, beim Beobachten auch die Augäpfel zu bewegen. Dinge, die die Aufmerksamkeit erregen sollen, aber starr und unbeweglich am Bettchen angebracht sind, vermeiden Sie bitte unbedingt. Das Kind wird sie anstarren und damit lernen, allzu lange einen Punkt zu fixieren.

Jede Möglichkeit, die Sie dem Kind bieten, etwas mit den Augen zu verfolgen, ist während der ersten Lebensjahre eine gute Augengymnastik. Bewegen Sie Spielzeug, Puppen, Tiere immer mal wieder vor den Augen Ihres Kindes, und zwar so, daß sich sein Blick nach oben, unten, rechts und links wendet. Führen Sie die Bewegungen langsam aus. Wenn Ihr Kind bereits im Sitzen spielt, rollen Sie vor ihm einen kleinen Ball hin und her, verfolgen Sie selbst diesen Ball mit dem Zeigefinger und lenken Sie die Aufmerksamkeit des Kindes auf den Ball. So kann es lernen, Beweglichem nachzuschauen. In der Natur verfolgt ein Kind von selbst alle Bewegungen. In den vier Wänden einer Wohnung aber sollten Sie versuchen, für Leben und Bewegung zu sorgen. Also lassen Sie zu Hause auch ab und zu einen Papierschmetterling fliegen. Wenn Sie mit Ihrem Kind so oft wie möglich in die freie Natur gehen, kann es dort vielleicht sogar richtige Schmetterlinge beobachten.

Verständnis

«Schau! Sieh!» sagen Sie Ihrem Kind und auch immer wieder zu sich selbst. Denn richtiges Schauen, Hinsehen bedeutet, mit den Augen wahrzunehmen, zu spüren, die Welt zu begreifen. Wenn Sie Ihr Kind in diesem wohl wichtigsten Lernprozeß des Lebens bewußt beobachten, werden Sie – das wünsche ich Ihnen – vielleicht selbst in der Lage sein, bewußt und neu sehen zu lernen, bei den Dingen wieder zu verweilen, sie gemeinsam mit Ihrem Kind zu entdecken oder die Bewegungen dieser Welt aufzuspüren, miteinander, mit ausgestreckten Armen, Zeigefingern, dem Flug eines Vogels, einer Wolke zu folgen, den sanft hin- und herschwingenden Kronen der Bäume. Ein Kind braucht viel Zeit, Ruhe, Muße, um richtig sehen, richtig begreifen zu lernen. Wenn Sie Ihr Kind beobachten und seinen langsameren Rhythmus annehmen, werden Sie doppelt belohnt: Ihnen selbst, Ihrem eigenen Empfindungs- und Begriffsvermögen erschließt sich die Welt in ihrer Vielfalt, in ihren vergessenen, längst übersehenen Details neu. Und Ihr Kind wird es Ihnen durch zunehmende Ruhe, Freundlichkeit lohnen und spüren, daß Sie es verstehen.

Kinder brauchen Zeit, um richtig leben, richtig sehen zu lernen. Und sie brauchen gleichermaßen Ruhe wie Anregung; letztere nur in dem Maße, wie sie für ihr kindliches Gehirn ohne Überanstrengung zu verkraften ist. Sind sie übermäßig starken Reizen ausgesetzt, lernen sie bereits als Kleinstkinder abzublocken: Allem, was zuviel für die Augen, also für das Gehirn wird, entziehen sie ihre Aufmerksamkeit, um nicht vor Überreizung verrückt zu werden. Ihre Augen erhalten vom Gehirn nicht mehr den Impuls: «Schau hin!», sondern «Schau weg! Es wird zuviel!» Damit hat das Kind das Wegschauen, das unbewußte Übersehen, gelernt. Seine Energie strömt nicht mehr ungehemmt in seine Augen – die Kraft, sehen zu wollen, wird geschwächt. Die konkrete Rücknahme der Organleistung ist eine logische Folge.

Dieses skizzierte Wissen um die ursächliche Entwicklung von Fehlsichtigkeit ist deren wirksamste Verhütung, viel wirksamer als jede noch so hilfreiche Übung, die hier beschrieben ist. Die Kenntnis der Zusammenhänge wird Ihr Verhalten Ihrem Kind gegenüber bestimmen – es ist ein Wissen, das wir lernen können: die Welt mit den Augen des anderen zu sehen – dann können wir eigentlich nichts mehr ganz falsch machen.

Ich möchte Ihnen hier zwei kleine Beispiele erzählen, die deutlich machen sollen, was es für uns Erwachsene in bezug auf ein Kind zu lernen gibt:

Eine der liebsten Beschäftigungen meines kleinen zweijährigen Sohnes war, mir beim täglichen Geschirrabwasch zu helfen. Wieder einmal stand er auf einem Sessel neben mir an einem der Abwasch-Becken und hantierte laut im Wasser plätschernd mit Schwamm und Geschirr. Ich war an diesem Tag völlig überanstrengt, gereizt, hatte rasende Kopfschmerzen. Schweigend, seiner nicht achtend, beeilte ich mich, mit der Arbeit fertig zu werden. Ich wollte nur so schnell wie möglich ins verdunkelte Zimmer, um mich niederzulegen. Plötzlich fiel mir die Stille auf. Ich blickte zur Seite. Neben dem Spülbecken stand ein Gasherd, dessen Mulde mein Sohn bis zu den Rändern mit Wasser überschwemmt hatte. Zusätzliche Arbeit für mich, funkte es in meinem überreizten Gehirn, ich kurz davor, loszuschreien. In diesem Moment sah ich Gesicht, Augen des Kindes: Ganz still stand er da, beobachtete andächtig die glatte Wasserfläche, die er geschaffen hatte und in der sich das Sonnenlicht spiegelte, friedlich. «Schön», sagte das Kind und lächelte mich an.

Mit schossen Tränen der Rührung in die Augen, und ich nahm ihn in die Arme. Etwas in mir, hinter dem starren Kopfschmerz, hatte sich gelöst, als ich plötzlich die Situation mit den Augen des Kindes sehen konnte.

Eine andere beglückende Situation spielte sich ab, als mein Sohn knapp eineinhalb Jahre alt war. An einem endlos langen Regennachmittag saßen wir miteinander allein im stillen Wohnzimmer.

Immer wieder hatte ich versucht, eine Beschäftigung für uns zu erdenken. Schließlich fiel mir beim besten Willen nichts mehr ein. Ich seufzte tief, zuckte in meiner Ratlosigkeit mit den Schultern. Das Kind sah mich an, stand auf, ging im Zimmer umher. Plötzlich bückte es sich und machte dort, wo der blanke Holzboden war, sonst nichts, mit seiner Hand eine Bewegung, als ob es eine Blume pflückte. Dann hob es das Nichts mit sorgfältigem Ernst auf, hielt es in seiner ausgestreckten Hand, kam auf mich zu und hielt es mir hin. Sehr aufmerksam sah es mich dabei an. Würde ich begreifen?

Ich spürte eine Freude in meinem Herzen, wie ich sie vorher nicht gekannt hatte. Ich nahm das Nichts, die unsichtbare Blume, aus seiner Hand und dankte höflich. So, wie ich mich stets bei seinem Vater bedankt hatte, wenn er mir, während eines Spaziergangs, eine Blume gepflückt und geschenkt hatte. Das Kind lächelte mir zu.

Und mir war, als hätte ich eine Prüfung bestanden.

Wenn uns Augenblicke, ähnlich wie die geschilderten, zumindest ab und zu gelingen, darf unser Kind damit die Erfahrung machen, daß seine Perspektive in dieser Welt sich verankern kann. Es wird Frustrationen und Überforderungen besser verkraften, nicht chronisch angespannt, verspannt auf die nächste Verständnislosigkeit warten, sondern in seiner Haltung, in seinem Blick offen und interessiert bleiben.

Etwas anderes möchte ich Ihnen in diesem Zusammenhang noch nahelegen: Haben Sie Verständnis für heftige Emotionen, wie Wut, Ihres Kindes. Besonders ein Baby kann nur mit wütendem Geschrei ausdrücken, daß es mit etwas ganz und gar nicht einverstanden ist. Auch mit zunehmendem Alter ist es nichts als Hilflosigkeit, wenn angestaute Gefühle bei einem Kind übermächtig werden und sich mit dem Ziel entladen: «Seht her, so fertig macht mich dieses oder jenes, daß ich jetzt nur noch zornig sein kann.» Wenn Sie solches Verhalten wiederholt bestrafen, blockieren Sie mit der Zeit diese Möglichkeit der Entladung, der

Gefühlsartikulation, und das Kind wird sich verzweifelt um Beherrschung bemühen und sich immer stärker verspannen.

Deshalb lassen Sie Ihr heranwachsendes Kleinkind wüten, versuchen Sie, möglichst selbst nicht die Nerven zu verlieren und es so lange abzulenken, bis es sich beruhigt hat. Bedenken Sie bitte, daß kein Kind bis zum Kindergartenalter aus sich heraus negativ reagiert. Es ist immer nur seine Antwort auf Überforderung. Mit jedem Mal, mit dem Sie auf die negativen Ausbrüche Ihres Kindes zu antworten versuchen, indem Sie es gewähren lassen und seine Emotionen in eine positive Richtung lenken, bewahren Sie Ihr Kind auch davor, einmal in sich verkrampft und fehlsichtig zu werden mit vor Überanstrengung unbeweglich gewordenen Augenmuskeln. Bitte denken Sie während dieser ersten Jahre immer wieder daran.

Entspannung für die Augen

Wenn das Baby noch ganz klein ist, können Sie bereits dafür sorgen, daß seinen Augen die wohltuende Wirkung der *Sonne* zugute kommt. Nehmen Sie das Kind in den Arm, wiegen Sie es hin und her, beruhigen Sie es und gehen Sie dabei ein wenig in der Sonne auf und ab, und zwar so, daß das Sonnenlicht direkt auf das Gesicht des Kindes fällt. Wenn das Kind nicht schläft, sondern wach ist und ihm das grelle Licht unangenehm sein sollte, verharren Sie bitte nicht darin. Warten Sie höchstens eine halbe Minute, ob es sich nicht doch mit geschlossenen Augen beruhigt und seine Augenmuskeln sich in der Sonne zu entspannen beginnen. Wechseln Sie ein paarmal zwischen Sonne und Schatten, bleiben Sie nie länger als ca. zwei Minuten im Sonnenlicht. Diese Übung können Sie ruhig mehrmals am Tag im Freien praktizieren.

Eine weitere Übung, die der Entspannung der Augenmuskulatur dient, ist für Kinder ab ca. eineinhalb Jahren geeignet. Bei dieser Übung haben wir das in Österreich bei Kindern seit Generationen beliebte «Müller-Müller-Sackerl»-Spiel für unser Anliegen variiert: Ein Erwachsener stellt sich breitbeinig hin und beugt seinen Oberkörper nach vorn, die Arme hängen herunter, die Hände greifen ineinander und bilden eine Art Schaukel. Das Kind legt sich, Gesicht nach vorn, mit dem Bauch auf die verschränkten Hände des Erwachsenen. Wenn es darüber klagt, daß die Hände drücken, legen Sie ein kleines Kissen unter.

Nun beginnen Sie, das Kind in einer sanften Pendelbewegung von links nach rechts, hin- und herzuschwingen. Wichtig ist, daß das Kind Arme, Beine und vor allem den Kopf möglichst schwer hängen läßt. Während Sie das Kind hin- und herschwingen, sagen Sie dazu im Singsang den alten Kinderreim auf: «Müller Müller Sackerl... ist der Müller nicht zu Haus... Schloß vor... Riegel vor... werfen wir's Sackerl hinters Tor...?»

Diesen Reim sollten Sie einige Male als Frage wiederholen, und erst wenn Sie merken, daß das Kind genug hat (längstens nach ca. drei Minuten), verwandeln Sie die Frage in den Ausruf: «...werfen wir's Sackerl hinters Tor!» und lassen dabei das Kind seitlich auf eine Matratze oder auf Polster hinausplumpsen.

Eine weitere Hilfe zur Entspannung für Sie und Ihr Kind wäre ein *Schaukelstuhl*. Wenn das Kind unruhig ist, können Sie darin miteinander schaukeln und wiegen. Summen Sie Ihrem Kind etwas vor, und halten Sie seinen kleinen Körper liebevoll im Arm. Über diesem Schaukelstuhl können Sie etwas Großes, Buntes aufhängen, das die Aufmerksamkeit des Kindes erregt. Es wird sich dann während des Schaukelns bemühen, den Gegenstand im Auge zu behalten. Dies ist ein gutes Training, die Augenmuskeln so lange beweglich zu halten, bis Entspannung und Schlaf einsetzen.

Der Gang zum Augenarzt

In den ersten Lebensjahren Ihres Kindes sollten Sie nicht nur die hier angegebenen Verhaltensanweisungen beherzigen, sondern mit Ihrem Kind auch den Augenarzt aufsuchen. Sobald Sie bemerken, daß Ihr Kind *schielt*, sollten Sie dies sofort tun. Sofern Sie selbst oder Ihr Partner fehlsichtig sind, ist auch bei nicht erkennbarem Schielen des Kindes der Besuch beim Augenarzt wichtig. So gibt es ein sogenanntes «verdecktes Schielen», das für Laien nicht erkennbar ist. In diesem Fall sehen die Augen geradeaus, die Lichtbündelung trifft aber nicht exakt in der Mitte der Sehgrube der Netzhaut auf, sondern mehr oder weniger peripher. Dadurch werden die Nervenzellen in der Sehgrube nicht entsprechend stimuliert – «Schwachsichtigkeit» ist die Folge. Das Auge kann die Fähigkeit, scharfe Bilder zu liefern, nicht entwickeln.

Bei Übermüdung läßt sich nicht nur bei schwachsichtigen Kindern ein «Davonlaufen» der Augen beobachten. Das bedeutet, daß entweder ein Auge, manchmal auch beide Augen abweichen, förmlich «wegschwimmen», wenn das Kind überanstrengt ist. Ausgeruht können diese Kinder wieder «geradeaus» blicken. Hier zeigen sich sehr deutlich die Zusammenhänge zwischen Übermüdung/Überanstrengung/Streß und «schielenden», fehlsichtigen Augen. Im schulmedizinischen Sinne handelt es sich in diesen Fällen allerdings nicht um «Schielen».

Wenn also ein oder beide Elternteile fehlsichtig sind, wenn das Kind schielt oder wenn ihm auch nur ab und zu ein Auge «davonläuft», sollten Sie es augenärztlich untersuchen lassen. Ergänzend zu eventuell verordneten schulmedizinischen Maßnahmen ist es sinnvoll, die Hilfestellungen dieses Buches in Anspruch zu nehmen. Auf den Seiten 117–129 finden Sie spezielle Übungen für schielende Kinder.

Mit Hilfe der *Sehprobentafel* auf Seite 43 können Sie, sobald Ihr Kind dazu imstande ist, einfache Zeichen zu identifizieren, auch selbst feststellen, ob die Augen Ihres Kindes gleich stark arbeiten oder ob es ein schwaches Auge hat und ob Ihr Kind normalen Sehanforderungen gewachsen ist. Sollte Ihr Kind Probleme haben, die Stellung der Zeichen auf der Sehprobentafel zu erkennen, suchen Sie ebenfalls den Augenarzt auf.

Das Kindergartenalter

Allgemeines

«Beeil dich, mach schneller» – das Kind ist nun groß genug, um
von den Erwachsenen als Mensch – wenn auch noch als kleiner –
behandelt zu werden, der sich in den Rhythmus von Familie und
Umwelt einzuordnen hat. Nach Zeiten ausgeprägter, notwendiger
Rücksichtnahme ist der Wunsch der Erwachsenen, die Reaktio-
nen des Kindes zu beschleunigen, um wieder einen weniger strapaziösen Alltag zu erleben, nur verständlich.

Trotzreaktionen, Wutanfälle, Verspannungen und Verkrampfungen in den Jahren vor Beginn der Schulzeit sind häufig die Antwort des Kindes darauf, daß wir versuchen, es «schnellebiger» zu
machen, als es dem Stand seiner Entwicklung entspricht.

Stellen Sie sich vor, Sie selbst verrichten eine Ihnen unbekannte
Arbeit zum erstenmal. Noch ehe Sie richtig begriffen haben,
worum es eigentlich geht, treibt man Sie an, diese Arbeit schneller
zu erledigen. Ihre Reaktion darauf ist, daß Sie unruhig, aufgeregt,
schusselig werden, Ihnen unterlaufen Fehler, oder Sie erledigen
die Arbeit unzureichend, Sie verspannen und verkrampfen hilflos
gegenüber den nicht zu bewältigenden Anforderungen. Ähnlich
ergeht es einem Kind von drei, vier Jahren ständig mit der ganzen
Welt: beim Anziehen zu Hause oder beim Ausziehen in der Gar-
derobe des Kindergartens, auf dem Weg zum Auto oder beim Verrichten erster kleiner Hilfeleistungen. Allzuoft hört es: «Beeil

63

dich, sei nicht so langsam.» Das Kind aber ist weder faul, noch trödelt es, sondern sein Gehirn arbeitet einfach noch nicht schneller. Und wenn es sich die jeweilige Situation mit den Augen einprägen, sie begreifen und dann in ihr reagieren will, braucht es Zeit. Sonst schaut es immer schneller über vieles hinweg, für das keine Zeit bleibt, und fixiert nur mehr jenes «Ziel» vor Augen, das ihm gerade gegeben wurde.

Ich selbst habe versucht, mein Kind mit drei Jahren an den Kindergarten zu gewöhnen. Mein Sohn hätte Spielgefährten dringend nötig gehabt, da es weder zu Hause noch in unmittelbarer Nachbarschaft andere Kinder gab. Aber er verspannte sich, aus Angst, allein gelassen zu werden, zeigte Schlafstörungen, litt unter «Bauchweh» beim täglichen Gang zum Kindergarten, wie einige andere Kinder auch. Als sich diese Anzeichen nach einigen Wochen der Eingewöhnung nicht besserten, mußten wir einsehen, daß es für den Besuch des Kindergartens noch zu früh war. Ein Jahr später gewöhnte sich der Vierjährige an seinen Kindergarten, ohne daß wir fürchten mußten, ihn damit krank zu machen.

Für die gesunde Entwicklung Ihres Kindes, insbesondere seiner Augen, ist immer wieder die Beobachtung und Reaktion auf seine ganze Person von wesentlicher Bedeutung. Den goldenen Mittelweg zu finden, d. h. das Kind zu fordern, aber nicht zu überfordern, ist für Eltern eine schwierige Aufgabe, die immer wieder große Aufmerksamkeit und Einfühlungsvermögen gegenüber dem Kind verlangt.

Wenn Ihr drei- bis siebenjähriges Kind Wutanfälle bekommt, halten Sie es damit ähnlich wie beim Kleinkind: Helfen Sie ihm, seine Anspannung und Wut loszuwerden. Drücken Sie Ihrem Kind z. B. ein Kissen oder einen Federballschläger in die Hand, und lassen Sie es damit auf eine Matratze schlagen und wüten. Bleiben Sie dabei, wenn das Kind sich abreagiert, und bestärken Sie es, während die Matratze «leidet», und stellen Sie ihm in Aussicht, daß es ihm gleich wieder bessergehen wird. Das Kind sollte spüren, daß Sie sich mit ihm solidarisieren, daß Sie begreifen, daß es aus Hilflosigkeit und aus dem Gefühl, überfordert zu sein, so wütend ist. Auf keinen Fall sollten Sie es dafür noch bestrafen.

Wenn das Kind sich beruhigt hat, machen Sie ihm noch eine kleine Freude mit einer Nascherei oder einem Essen, das es besonders gern hat. Vielleicht versprechen Sie ihm die Erfüllung eines langgehegten Wunsches.

Mit der Zeit werden Sie beobachten lernen, was in den Augen Ihres Kindes vor sich geht: wie sie vor dem Wutausbruch flach und hart sind, wie sie während des Wutausbruchs vor lauter Verzweiflung förmlich «aufzubrechen» beginnen, wie sie in der Phase der Erschöpfung in Tränen schwimmen und – wie sie aufleuchten werden, wenn Sie es schließlich in den Arm nehmen, streicheln, ihm eine Freude bereiten.

Erst später, etwa ab dem Schulalter, kann man beginnen, das Kind darauf hinzuweisen, daß es mit der Zeit lernen muß, seinen Zorn, seine Emotionen in kontrollierte Bahnen zu lenken. Hierzu folgen an anderer Stelle spezielle Übungen.

Entspannungshüpfen

Die meisten von Ihnen werden vermutlich darauf angewiesen sein, Möglichkeiten der Entspannung für Ihr Kind in den eigenen vier Wänden zu suchen. Darum hier einige Tips und Hilfsmittel und Spiele zur Entspannung, die einen direkten positiven Einfluß auf die Augen ausüben und zu Hause zur Verfügung stehen bzw. durchführbar sind.

Das Entspannungshüpfen ist eine effektive und bei Kindern sehr beliebte Übung. Zu diesem Zweck eignet sich hervorragend eine «Matratzenwelt», eine mit Matratzen – oder am besten mit einer großen Matratze – ausgelegte Fläche, die im Wohnzimmer die obligate Sitzgarnitur ersetzen und Treffpunkt für die ganze Familie sein kann, ebenso wie Schlaf- und Tobeecke im Kinderzimmer.

Angespannte, nervöse Kinder, die auf einer solchen Riesenmatratze hüpfen und springen, haben hier eine Möglichkeit zur Entspannung, die jederzeit zur Verfügung steht, viel Spaß macht und dafür sorgt, daß die Muskulatur des ganzen Körpers und damit auch die der Augen gelockert wird. Zusätzlich bleiben erwachsene Mitbewohner und Nachbarn von dröhnenden Hüpfgeräuschen verschont.

Wichtig: Wenn Ihr Kind im Kindergartenalter bereits eine Brille trägt, achten Sie bitte darauf, daß es ohne Brille hüpft und auch die anderen Entspannungsspiele bzw. -übungen, die in diesem Kapitel folgen, ohne Brille durchführt. Die restliche Zeit aber sollte das Kind – wie bereits erwähnt – bis zu dem Zeitpunkt, an dem das Auge ausgereift ist (7. Lebensjahr), die Brille ständig tragen.

Generell sei an dieser Stelle übrigens angemerkt, daß natürlich *jede Bewegung*, vor allem in freier Natur, entspannungsfördernd ist.

Wegstoß-Spiel

Ihr Kind ist nun in einem Alter, in dem es sich allzuoft als «Befehlsempfänger» empfindet, allzuoft Anweisungen nachkommen muß. Diesen häufigen Druck von außen würde es am liebsten «wegstoßen», würde die Übermacht der jeweiligen Bezugspersonen am liebsten heftig von sich weisen. Spielerisch können wir dem Kind innerhalb der Familie die Möglichkeit geben, diesen Bedürfnissen Luft zu verschaffen – und zwar durch das «Wegstoß-

Spiel». Daran nehmen alle teil, die mit dem Kleinkind in einem Haushalt leben. Vor allem Vater und Mutter fordern das Kind immer wieder – lachend – auf: «Komm, stoß mich weg, schubs mich, ja, so ist es gut, stoß nur, fest, schau, jetzt hast du mich besiegt.» Als Zeichen des Sieges läßt der Verlierer sich vor den Augen des Kindes lachend auf eine Matratze fallen. Spielen Sie so lange, bis das Kind genug hat. Sehr schön wäre eine nahtlose Überleitung dieses «Wegstoß-Spieles» in das *Berühr-Spiel*. Nicht weniger intensiv als der Drang, wegzustoßen, ist der Wunsch Ihres Kindes, liebkost, in den Arm genommen, berührt zu werden. Das Alter, in dem ein Kind sich längere Zeit etwa einer Baby-Massage hingibt, ist zwar vorbei, nicht aber sein Bedürfnis nach liebevoller Berührung. Wenn es begonnen hat, sich gegen Zärtlichkeiten zu wehren, können das «Wegstoß-Spiel» und ein neues Verständnis seiner Probleme helfen, diesen Widerstand langsam abzubauen. So behutsam, aber auch kräftig liebevoll, wie das Kind es zuläßt, können Sie es nach dem «Wegstoß-Spiel» ermuntern, in Ihren Arm zu kommen. Kinder können ihre Spannungen in diesem Alter deutlich spürbar abbauen, wenn die Eltern, vor allem auch der Vater, Spiele wie das «Berühr-Spiel», mit denen intensiver Körperkontakt einhergeht, mit dem Kind praktizieren. Viel eher als die Mütter scheuen sich noch viele Väter, ihr Kind längere Zeit sanft und innig an sich zu drücken, es in ihren Armen zu liebkosen, liebevoll mit ihm zu sprechen, Rücken, Arme und Kopf des Kindes sanft zu streicheln. «Gewonnen» hat eine Familie, wenn es ihr im Laufe der Zeit gelingt, das «Wegstoß- und Berühr-Spiel» in den Alltag zu integrieren, das heißt, gegenseitige Widerstände anzunehmen, nach Möglichkeit zu berücksichtigen und zu lösen und sich nicht zu scheuen, Gefühle der Zuneigung auch körperlich auszudrücken.

Sonnen und Palmieren

Ihr Kind ist nun groß genug, um mit ihm gezielt Übungen für die Augen durchführen zu können.

Eine der klassischen grundlegenden Übungen, die Dr. Bates entwickelt hat und die bereits im vorangehenden Kapitel erwähnt wurde, ist das Sonnen.

Sobald Ihr Kind drei oder vier Jahre alt ist, halten Sie es für diese Übung nicht mehr wiegend auf dem Schoß oder im Arm, sondern Sie stellen sich bei Sonnenschein gemeinsam mit dem Kind entweder ins Freie oder zu Hause ans offene Fenster. Sollte die Sonne nicht scheinen, benutzen Sie eine 120-Watt-Flood-Reflektor-Lampe und stellen sich in 2 m Entfernung mit leicht gegrätschten Beinen auf. Sie beginnen nun, sich gemeinsam mit dem Kind, sanft von einem Fuß zum andern, hin und her zu wiegen. Dabei können Sie ein Lied summen oder singen, wie das Kind es lieber hat. Die Augen halten Sie beide geschlossen und wiegen sich, eventuell Hand in Hand, bis zu drei Minuten hin und her, solange das Kind freiwillig mitmacht. Steigern Sie die Zeit am Anfang langsam auf diese drei Minuten. Sonnen Sie bis zu dreimal am Tag, wenn das Kind die *Sonnen-Wiege* gerne mit Ihnen macht. Als Steigerung können Sie auch Ihre Gesichter von einer Schulter im Wiegetakt zur anderen drehen.

Nach dem Sonnen folgt im klassischen Sehtraining für Erwachsene möglichst immer das *Palmieren*. Das Wort Palmieren leitet sich von palm, engl. Handfläche, ab. Die gewölbten Handflächen werden dabei mit über den Brauen gekreuzten Fingern locker über die Augen gelegt, so daß die Augäpfel selbst nicht berührt werden. Wenn Sie sehen, daß kein Licht mehr durch die Finger dringt, schließen Sie die Augen. Dann kann man damit beginnen, tief atmend, sich mit geschlossenen Augen Bilder vorzustellen. Dabei arbeiten die Augäpfel in entspanntem Zustand, das Sehzentrum im Gehirn wird ebenfalls entspannt.

Nun gelingt es selten oder nur unter großen Schwierigkeiten, ein Kind im Vorschulalter ohne Zwang dazu zu bringen, einige Minuten mit abgedeckten Augen still zu sitzen. Auch wenn sie dabei die schönste, ihre Vorstellungskraft anregende Geschichte hören, fühlen sie sich mit abgedeckten Augen über längere Zeit – und das sind für ein Kind einige Minuten – unbehaglich. Und Unbehagen macht alle unsere Bemühungen zunichte.

Deshalb wollen wir dem Kind die Zeit geben, sich an das Palmieren zu gewöhnen. Nach dem Sonnen gehen wir mit dem Kind aus dem Licht und lassen es im Schatten ein wenig die Augen schließen. Vielleicht summen Sie noch ein bißchen mit dem Kind und reden darüber, wie Sie beide sich eben gefühlt oder was Sie mit geschlossenen Augen gehört haben. Sie haben ein paar Minuten *miteinander* verbracht.

Wenn die oben beschriebene Sonnen-Wiege für das Kind ganz selbstverständlich geworden ist, beginnen wir damit, gemeinsam während des Wiegens das Gesicht erst zur linken, dann zur rechten Schulter und wieder zurück zu drehen. Die Sonne rot hinter den geschlossenen Augenlidern zu sehen und zu spüren läuft dabei jeweils zur entgegengesetzten Seite.

«Siehst du, spürst du hinter den geschlossenen Lidern die Sonne... wie warm sie ist... wie gut sie tut... sie tut uns gut... unserem ganzen Körper... aber ganz besonders unseren Augen.

Vielleicht können wir uns dann gemeinsam in die dunkle kleine Höhle zurückziehen, die unsere Handmuschel ist... wie lange möchtest du dort bleiben...? Schon so lange, daß ich dir eine kleine Geschichte dort drinnen erzählen kann? Ja? Dann paß auf...

Siehst du hinter den geschlossenen Augen, was ich dir erzähle? Wirklich?

Siehst du zum Beispiel das Auto, das von links nach rechts fährt? Wo links, wo rechts ist? Dort, wo ich dich jetzt am Arm leicht berühre... ja... laß die Augen zu, von dort... nach dorthin fährt das Auto... es ist klein und rot... oder? Wie siehst du es?»

So könnten Sie mit Ihrem Kind vorsichtig palmieren. Alles, was

es liebt, darf es sich vor die geschlossenen Augen holen: das neue
Spielzeug, den Vater, der vielleicht eben im Büro ist, die Katze,
die Blume...

Wenn Ihr Kind bereits fünf oder sechs Jahre alt ist, kann es sich
ruhig einmal die Abenteuer des Helden oder der Heldin aus dem
Kinderfilm vom Vortag oder Nachmittag in Erinnerung rufen.
«Wir schauen uns jetzt in unserer Handhöhle den Film noch einmal an», sagen Sie zu Ihrem Kind und lassen sich die Geschichte
von Ihrem Kind erzählen und stellen sich selbst die Bilder dazu
vor.

Das erste Palmieren sollten Sie mit Ihrem Kind möglichst an das
Sonnen anschließen und entsprechend häufig, zwei- bis dreimal
täglich, üben. Wenn das Kind keine Lust hat, warten Sie lieber ab
und drängen Sie nicht. Sie wissen ja, allen Übungen sollte das
Kind mit Spaß und freiwillig folgen, niemals unter Zwang.

Langes Schwingen

Das lange Schwingen, das beim Sehtraining für Erwachsene das
Sonnen und Palmieren abschließt, ist eine weitere aktive Entspan-
nungsübung, die vor allem abends, vor dem Einschlafen, gute
Wirkung tut.

Vor dem fünften, sechsten Lebensjahr wird Ihr Kind das lange
Schwingen vielleicht noch nicht so richtig «hinkriegen» – probieren Sie es dennoch im Spaß miteinander, vielleicht gelingt's: Sie
stellen sich, wie bei der Sonnen-Wiege, neben Ihr Kind, die Füße
ca. 20 cm auseinander, und beide beginnen, vom linken auf den
rechten Fuß und wieder zurück zu schwingen. Sie wiegen sich,
miteinander summend oder singend, hin und her, her und hin.
Und dann beginnen Sie, während des Wiegens nach links, die

rechte Schulter so lange nach vorn zu drehen, bis der Oberkörper parallel zu der Wand links von Ihnen steht. Dann drehen Sie zurück, bis die linke Schulter den Oberkörper so weit herumgezogen hat, daß dieser zu der Wand rechts von Ihnen parallel läuft. Und wieder in die andere Richtung, ganz locker, links und rechts und links und rechts, in sanftem gleichmäßigem Rhythmus, die Arme schwingen an den Seiten, lose herabhängend, mit. Die Augen bleiben dabei offen und gleiten über alle Gegenstände hinweg, nah und fern zum Fenster hinaus.

Die spielerische Version des langen Schwingens können Sie, sofern Ihr Kind Spaß daran hat, zweimal am Tag üben.

Das lange Schwingen sorgt nicht nur dafür, daß der ganze Körper die willkürliche und unwillkürliche Augenmuskulatur entspannt, sondern hat oft noch einen anderen positiven Nebeneffekt: Reise-, Auto- oder Seekrankheit bessert sich oder verschwindet gar völlig, denn das Kind lernt, im Gleichgewicht zu bleiben, ohne sich mit den Augen «festhalten» zu können.

«Fallenlassen»

Das lange Schwingen und alle anderen unter dem Stichwort Entspannung aufgeführten Übungen sind auch im Hinblick auf die Beweglichkeit der Augen sinnvoll.

Das Fixieren, das Starren sind für das Auge äußerst schädliche Angewohnheiten, denen mit diesen Übungen entgegengewirkt werden kann.

Bereits fehlsichtige Kinder haben große Schwierigkeiten, «loszulassen» – das lange Schwingen z. B. zwingt sie dazu, den Blick schweifen zu lassen.

Im Anschluß an das lange Schwingen, wenn Sie und Ihr Kind

Zeit und Lust haben, bietet sich an, das «Fallenlassen» zu spielen. Legen Sie auf einer Matratze, die sich hinter dem Kind befindet, Federbetten auf, und werfen Sie sich beide rücklings hinein, solange es Spaß macht. Stoßen Sie einander auch gegenseitig in die Federkissen. Erinnern Sie sich an diese Übung, wenn es im Winter weichen tiefen Schnee gibt oder im Sommer einen Heuhaufen auf der Wiese, und lassen Sie sich im Freien gemeinsam mit dem Rükken zuerst ins Weiche fallen. Breiten Sie dabei die Arme aus und stoßen Sie laute Schreie der Überraschung aus.

Elefantenschwung

Eine weitere spielerische Übung, die dem Fixieren entgegenwirkt, ist eine Variante des beschriebenen langen Schwingens, der Elefantenschwung, die Sie mit Ihrem Kind schon ab drei Jahren spielen können. Seien Sie die Elefantenmutter, und stoßen Sie sozusagen als Startzeichen gemeinsam mit Ihrem Elefantenkind furchterregende Uuuuuuh-Laute aus, strecken Sie beide die gefalteten Hände in Schulterhöhe aus, und schwenken Sie diesen «Rüssel» als Verlängerung der Nasenspitze vor sich her, während Sie im Spaß das Kind «verfolgen». Wenn Sie es eingeholt haben, beginnen Sie, miteinander friedlich Ihre «Rüssel» von weit links nach weit rechts und wieder zurück zu schwingen, wobei Sie darauf achten sollten, daß das Kind mit den Augen die gefalteten Hände verfolgt. Sie stehen locker auf beiden, leicht geöffneten Beinen und schwingen, wie beim langen Schwingen, den Oberkörper mit.

Schaukeln

Als weitere Schwung-Übung können Sie ab und zu zwei, drei Schaukelminuten einlegen. Auf eine Kinderschaukel mit nicht allzu breitem Brett, die sich eventuell am Türrahmen des Kinderzimmers befestigen läßt, legen Sie ein Polster. Das Kind soll sich nun bäuchlings auf die Schaukel legen und Kopf, Arme und Beine richtig baumeln lassen. Während Sie die Schaukel sanft in Schwung versetzen, sollte das Kind die Augen offen haben; dabei entspannt sich die Augenmuskulatur. Zur Unterstützung können Sie beim Vor und Zurück im rhythmischen Singsang mitzählen: «Eins... zwei... drei... vier.» Brechen Sie die Übung ab, sobald Ihr Kind nicht mehr mag. Ihr Kind sollte von Anfang an wissen, daß es selbst «Halt!» sagen kann, wenn das Schaukeln keinen Spaß mehr macht. Um Ihr Kind besonders zu motivieren, können Sie die Zahl der Schwünge notieren. Wenn nach drei, vier Tagen etwa eine runde Summe erreicht ist, «feiern Sie Jubiläum», mit einer Kerze, Nascherei oder was immer Ihnen einfällt. Dieses Spiel läßt sich beliebig ausbauen.

Pünktchen-Übung

Eine weitere Beweglichkeitsübung, die Pünktchen-Übung, können Sie mit Ihrem Kind immer wieder zwischendurch machen. Bei dieser Übung wird die willkürliche und unwillkürliche Augenmuskulatur trainiert.

Sie schneiden aus bunter Selbstklebefolie Punkte aus und lassen Ihr Kind eine Farbe aussuchen. Dann kleben Sie je einen Punkt auf seinen linken Zeigefinger und seine rechte große Zehe. Bei

Wiederholung der Übung am nächsten Tag empfiehlt es sich, die Punkte auf den rechten Zeigefinger und die linke große Zehe zu kleben.

Ihr Kind legt sich bei dieser Übung auf den Rücken und bewegt zunächst langsam den rechten Fuß auf sein Gesicht zu, wieder zurück sowie seitlich in beide Richtungen. Sodann soll es die gleichen Bewegungen mit dem linken Arm ausführen. Dabei folgt Ihr Kind mit Blicken stets den Bewegungen der bunten Punkte am Zeh und Zeigefinger. Zum Schluß der Übung bewegt Ihr Kind Arm und Fuß gleichzeitig so, daß sich Zeigefinger und Zeh berühren und sich beide Punkte treffen.

Diese Übung eignet sich sowohl zum Training für beide Augen als auch für ein Auge. Wenn das Kind ein «faules» Auge hat oder schielt, decken Sie das gesündere Auge ab und lassen das Kind mit dem schwächeren Auge die Übung ausführen.

Diese aktive Übung für die willkürliche und unwillkürliche Augenmuskulatur können Sie durch Übungen, bei denen das Kind passiv ist und nur mit den Augen einem Aufmerksamkeitserreger folgt, den Sie bewegen, erweitern und ergänzen.

«Käfer Kribbel Krabbel Kugelrund»

Ein Beispiel hierfür ist ein Spiel, bei dem Sie die Phantasie Ihres Kindes durch eine Geschichte vom Käfer Kribbel Krabbel Kugelrund anregen können.

Sie kleben auf einen dicken, leuchtend roten Punkt kleine schwarze Punkte und befestigen den Käfer an einem Stäbchen, das Sie im Abstand von ca. 20 cm so vor den Augen (bez. dem Auge) Ihres Kindes auf und ab, von links nach rechts und umgekehrt bewegen, daß Ihr Kind so weit seitlich schauen muß, wie es

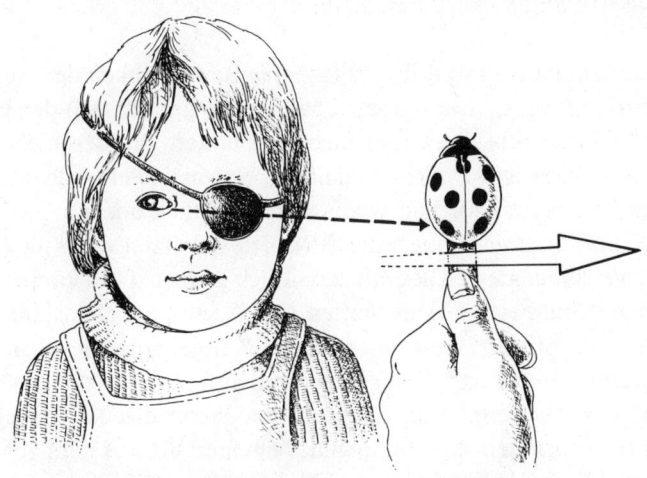

nur kann. Sie sollten darauf achten, wenn Ihr Kind ein «weglaufendes» oder schielendes Auge hat, das Stäbchen nur in die dem Schielen entgegengesetzte Richtung zu bewegen. Diese seitliche Bewegung sollten Sie dann mehrfach wiederholen.

Läuft also z. B. das rechte Auge nach links innen, müssen Sie den Käfer vor dem rechten Auge nach außen bewegen.

Sie können bei dieser Übung den Käfer durchs Zimmer, auf die verschiedensten nahen und fernen Gegenstände fliegen lassen. Wenn die Aufmerksamkeit des Kindes nachläßt, fliegt der Käfer nach Hause. Diese Übung ist beliebig variierbar, Sie können Freunde des Käfers, einen Schmetterling und einen kleinen Vogel basteln, die Ihrem Kind Abwechslung verschaffen.

Ballübungen

Alle Ballübungen sind ebenfalls für die Beweglichkeit der Augenmuskulatur gut; vorausgesetzt, Sie achten darauf, daß der Blick
des Kindes stets direkt auf dem Ball haftet. Probieren Sie das
selbst aus, es ist gar nicht so einfach. Normalerweise schaut man
nämlich voraus, dorthin, wohin der Ball fallen oder fliegen soll.
Für unseren Zweck aber sind Ballspiele nur dann sinnvoll, wenn
das Verfolgen des Balles mit dem Blick gelingt. Dies können Sie
Ihrem Kind erst ab dem fünften oder sechsten Lebensjahr verständlich machen. Gewöhnen Sie Ihr Kind aber ruhig schon vorher an einen «Augen-Ball» in seiner Lieblingsfarbe, der etwa die
Größe eines Tennisballs haben sollte. Wenn das Kind noch zu
klein ist, um den Ball zu fangen, beginnen Sie mit dem Rollen.
Setzen Sie sich Ihrem Kind mit gespreizten Beinen am Boden
möglichst weit gegenüber, und rollen Sie einander den Ball zu.
Sobald das Kind verstehen kann, was Sie meinen, sagen Sie ihm:
«Jetzt ‹kleben› wir deine Augen am Ball fest, sie bleiben immer
dort, wenn wir spielen, ich ‹klebe› meine Augen auch am Ball
fest!»
Wenn das Kind einen Ball fangen kann, stellen Sie sich bei
einem bereits kurzsichtigen Kind so weit weg, daß das Kind den
Ball eben noch sehen kann. Dann werfen Sie den Ball hin und her
und fixieren ihn beide stets mit den Augen; später soll das Kind
den Ball selbst in die Luft werfen, nach oben, immer höher, von
der linken in die rechte Hand und umgekehrt sowie gegen eine
Wand und dabei den Ball immer mit Blicken verfolgen.

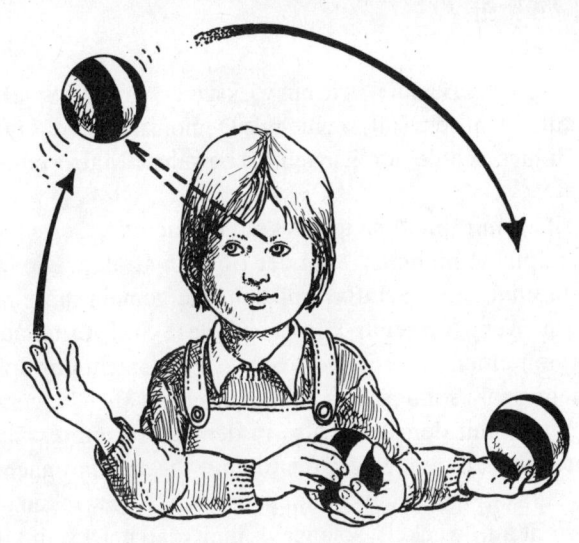

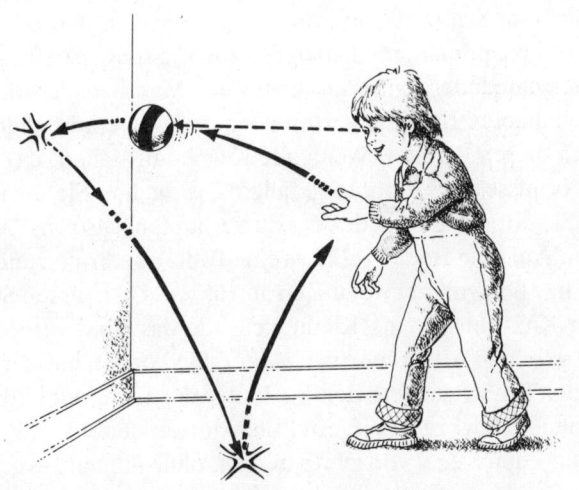

Matrosen-Spiel

Als anregendes Beispiel, wie ein wirksames «Augen-Spiel» für Ihr
Kind aufgebaut sein soll, sei hier als Demonstration das in unserer
Sehtrainings-Schule bereits vielfach bewährte Matrosen-Spiel an-
geführt:

Sie sitzen mit Ihrem Kind – es können auch zwei, drei Kinder an
diesem Spiel teilnehmen – auf der Bodenmatratze. Die Matratze
wird diesmal zum «Schiff», mit dem Sie gemeinsam eine Reise
antreten. Wenn Sie genug Zeit haben, das Schiff vorher auszustaf-
fieren, mit einem Segel, einem Steuer etc., macht das Spiel nicht
nur mehr Spaß, sondern beschäftigt das Kind auch länger.

Sie sitzen mit dem Kind also in dem Schiff und erzählen von
Abenteuern auf dem Meer, die Sie mit Ihrem Kind nachspielen.
Etwa kann ein Sturm aufkommen, das Schiff schwanken usw. Das
Kind steht auf, wackelt, solange es ihm Spaß macht, mit den Bei-
nen. Die Wellen werden immer höher. Ihr Kind beginnt, in die
Luft zu hüpfen. Sie stoßen Schreckenslaute aus. Nun haben Sie
endlich eine Insel erreicht, Sie sind beide schrecklich hungrig. Da
sehen Sie vom Schiff aus an Land Kokosnüsse an den Bäumen.
Diese «Kokosnußpalmen» haben Sie zuvor bereitgestellt, indem
Sie in verschiedener Entfernung von der Matratze Plastikkegel
aufgestellt haben. Ihr Kind wirft mit einem etwa tennisballgroßen
Ball nach diesen Palmen. Wenn alle Kegel umgefallen, das heißt
die Kokosnüsse also heruntergefallen sind, gehen Sie an Land.
Lassen Sie Ihr Kind von der Matratze hüpfen, also ins Wasser
springen. Auf dem Boden sollte es eine Weile mit Armen und Beinen richtige Schwimmbewegungen ausführen. Dann essen Sie anstatt der Kokosnüsse eine Kleinigkeit, die das Kind gerne mag.
Danach geht das Abenteuerspiel weiter, Sie können auf der Insel
noch einen Schatz suchen, den Sie hinter der Kegelreihe, die Sie
inzwischen im Zickzack aufgestellt haben, verstecken. Das Kind
muß über jeden Kegel vorsichtig steigen, ohne ihn umzuwerfen.

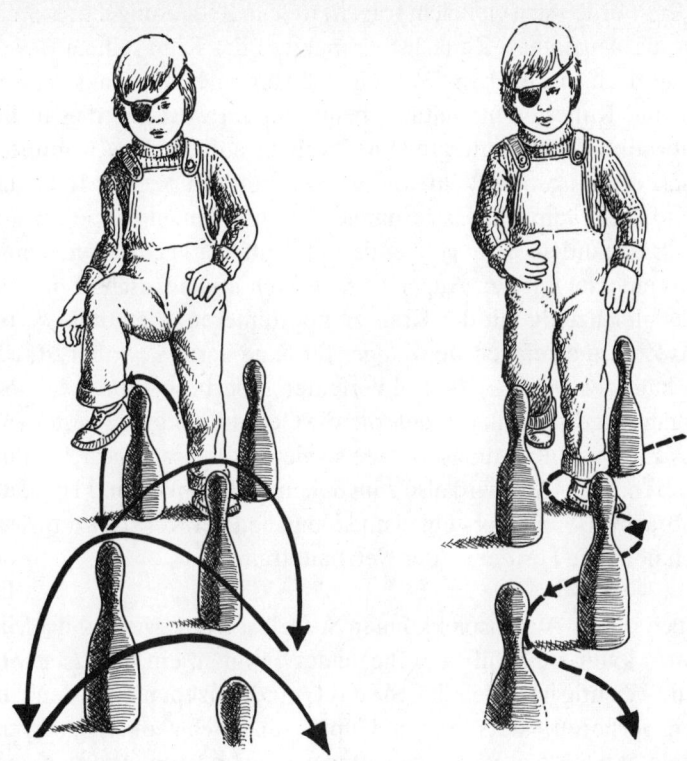

Erklären Sie Ihrem Kind, wenn es den Schatz gefunden hat, als Spielregel, daß es ihn nur behalten darf, wenn es wohlbehalten auf das Schiff zurückgekehrt ist. Ihr Kind soll dazu motiviert werden, auf dem Rückweg jeden Kegel im Zickzack zu umgehen und wieder an Bord zu schwimmen. Wirft das Kind die Kegel um, lassen Sie den Schatz im Meer versinken und halten einen kleinen Trost bereit. Es liegt natürlich in Ihrem Ermessen, den Schatz auch dann auszuhändigen, wenn das Kind sich sehr bemüht hat. Zum Schluß fahren Sie hüpfend wackelnd wieder über das Meer nach Hause.

Sie werden sich vielleicht fragen, welche Bedeutung dieses Spiel für die Augen hat. Zunächst einmal darf das Kind seinem Bewegungsdrang nachgeben. Wackeln und Hüpfen holen es aus Passivität und Ruhestellung heraus, beim Hüpfen wird überdies durch Vibration die gesamte große Muskulatur aufgelockert, vor allem auch die Augenmuskeln. Beim Spiel mit den Kegeln lernt das Kind, sich räumliche Entfernungen vorzustellen und gezielt motorisch zu handeln. Hier geht es darum, Entfernungen zu «denken», also ein Ziel mit den Augen anzuvisieren und abzuschätzen, und dies gleichzeitig mit der Kraft zu koordinieren, die nötig ist, um das Ziel zu erreichen. Je weniger Ihr Kind daran gewöhnt ist, um so häufiger wird es das Ziel verfehlen. Hierbei wird das Sinnesorgan Auge geschult und gelernt, die Gesamthandlung, bestehend aus Ziel- und Richtungserfassen sowie Krafteinsatz, gezielt zu initiieren. Das Kind wird also zum Sehen und Denken und Handeln gebracht. Beim Übersteigen und Umgehen der Kegel wird zusätzlich noch die Peripherie der Netzhaut trainiert.

Auch dieses Augenspiel können Sie selbst frei variieren, die Matratze kann ein Schiff, ein fliegender Teppich, ein Unterseeboot sein. Wichtig ist dabei, daß Sie das Grundkonzept nie aus den Augen verlieren. Stets sollten Hüpfen und Schwanken, mehrere Ziele, die mit den Bällen getroffen werden müssen, und zu umgehende heikle Hindernisse, die umfallen können, in den Spielverlauf eingebaut werden.

Brücken-Gehen

Während eines solchen längeren Spiels oder als eigenständiges, kurzes Spiel zwischendurch empfiehlt sich auch das bei den Kindern sehr beliebte Brücken-Gehen. Nehmen Sie ein längeres schmales Brett und legen Sie einige Ziegelsteine darunter, so daß eine Brücke entsteht. Haben Sie kein Brett zur Hand, behelfen Sie sich mit einem ca. 15 cm breiten langen Papierstreifen, den Sie auf den Boden legen. Blau und mit Seerosen bemaltes Packpapier macht den Teppich zum Teich. Das Kind muß nun, vorsichtig Fuß vor Fuß setzend, den Steg überqueren, ohne ins Wasser zu fallen. Es soll den Steg auch seitlich und rückwärts gehend überqueren, wobei Sie ihm eventuell mit Ihrer Hand helfen können.

Dann ruhen Sie miteinander am Teichufer aus und picknicken dort. Wenn Sie einen Goldfisch aus Pappe anfertigen, an die Spitze eines Stäbchens kleben und Ihr Kind dann noch anregen, dem regen Hin und Her dieses Fischleins zu folgen, haben Sie Augenmuskeltraining mit Training der Netzhautperipherie geschickt verbunden und vielleicht noch Spaß gehabt beim gemeinsamen kreativen Basteln.

Quartettspiel

Als mögliche Variation dieses Spiels stelle ich Ihnen jetzt ein Kartenspiel vor, mit dem Ihr Kind trainiert wird, sehen zu «wollen» und locker zu schauen. Da Kinder ab vier Jahren, für die dieses Spiel gedacht ist, zu Tieren ein besonders emotionales Verhältnis entwickeln, besorgen Sie zwei gleiche Spiele eines Tier-Quartetts.

Nehmen Sie sich den einen Satz der Spielkarten, geben Sie dem Kind den anderen. Stellen Sie sich so weit auseinander, daß das Kind die Tiere auf Ihren Karten gerade noch sehen kann. Zur Probe gehen Sie aus einer weiteren Distanz so weit auf das Kind zu, halten dabei die Karte hoch und tasten sich an den beschriebenen Punkt heran.

Achten Sie bitte darauf, daß Ihr Kind mit dem Rücken zum Fenster steht bzw. daß, bei künstlichem Licht, Ihre Karten gut beleuchtet sind. Nun soll Ihr Kind die Hälfte seiner Karten mit den Bildansichten nach oben vor sich auf den Boden legen (wenn es sehr schlecht sieht, auf ein Tischchen oder einen Schemel). Sie halten nun eine Karte aus Ihrer gleich angeordneten Päckchen-Hälfte hoch. Das Kind soll, vor seinen Karten stehend, von einem Fuß auf den anderen leicht hin und her schwingen. Gleichzeitig blickt es auf Ihre hochgehobene Karte. Ganz wichtig ist dabei: Das Kind darf nicht, womöglich mit angehaltenem Atem, Ihre Karte anstarren, um sie zu identifizieren. Vielmehr soll es den Blick rund um diese Karte kreisen bzw. den Blick von einem Kartenrand zum anderen schweifen lassen. Lassen Sie Ihren Zeigefinger am oberen und unteren Rand, dann an den Seiten entlangfahren. Fordern Sie dabei Ihr Kind immer wieder auf: «Schau hierher.» So gelingt diese Übung am besten. Ihr Kind soll also raten, denn es steht ja so weit von Ihnen weg, daß es nicht mehr ganz genau sehen kann, welches Tier Ihre Karte zeigt. Wenn das Kind glaubt, das Tier erraten zu haben, hebt es diejenige seiner Karten auf, die Ihrer hochgehaltenen entspricht, und bringt sie zu Ihnen. Hat es richtig geraten, darf es sich die Ihre abholen, wenn nicht, muß es die seine bei Ihnen abgeben. Wer am Ende mehr Karten hat, hat gewonnen.

Sie können am Anfang des Spieles die Karten auch etwas näher an das Kind heranbringen und erst mit der Zeit den Abstand vergrößern. Ermutigen Sie das Kind wiederholt, zu raten, sich mit den Karten so lange auseinanderzusetzen, bis es mit der vermutlich richtigen zu Ihnen läuft.

Eine kleine Erinnerung zwischendurch: Ihr Kind soll alle diese Spiele ohne Brille bzw. mit einem abgedeckten Auge, wenn das schwächere wieder besser sehen lernen soll, spielen.

Fotoapparat-Spiel

Als nächstes stelle ich Ihnen ein Spiel vor, bei dem Ihr Kind sein Erinnerungsvermögen, Schauen in Verbindung mit Denken, bewußt trainieren soll. Es ist das Fotoapparat-Spiel, das für Kinder ab vier oder fünf Jahren geeignet ist. Beziehen Sie auch bei diesem Spiel möglichst immer wieder andere Personen ein. Das steigert die Bedeutung der Augenspiele für das Kind, weil es spürt, wie wichtig anderen seine guten Augen sind.

Sie stellen sich hinter Ihr Kind, das den Fotoapparat spielen soll. Der Fotoapparat muß die Augen schließen. Ihre Aufgabe ist es, den Fotoapparat zu spannen, indem Sie einen Hebel an seiner Schulter aufziehen. Mit deutlich spürbarem Druck auf der Schulter lösen Sie den Apparat aus. Im selben Moment muß das Kind die Augen aufmachen und gleich wieder schließen, eben genau wie ein Kameraobjektiv. Nun erzählt das Kind mit geschlossenen Augen, was es alles fotografiert hat. Motivieren Sie es, aufzuzählen, was alles auf seinem Bild ist. Sie werden zunächst die Erfahrung machen, daß das Kind nur wenig von dem zuvor mit offenen Augen Gesehenen wiedergibt. Mit der Zeit wird sich seine Aufnahmefähigkeit steigern, wenn das Kind aufnehmen will, um seine Fotos schildern zu können. Wechseln Sie die Motive, beenden Sie die Übung, sobald das Kind Anzeichen der Ermüdung zeigt. Besprechen Sie, während das Kind mit geschlossenen Augen nachdenkt, mit ihm, woran es sich nicht so gut erinnert. Wenn es zögert, helfen Sie nach einer Weile nach. Fragen Sie: Welche Farbe

haben die Blumen am Tisch? Wieviel Stofftiere habe ich dir hinge-
stellt?

Dieses Spiel können Sie spielerisch in den Familienalltag integrieren. Beim Spazierengehen etwa können alle die Augen zuma-
chen und einander erzählen, was man eben gesehen hat. Hilfreich
sind auch Fragen an das Kind: Was hatte die Kindergärtnerin für
ein Kleid an? Mit welcher Handtasche ist die Oma gestern bei uns
gewesen? So erziehen Sie das Kind zum Hinschauen auf Details,
zur Aufmerksamkeit für seine Umgebung.

Auf diese Aufmerksamkeit und auf diese Neugierde kommt es
beim Gutsehen grundsätzlich an. Deshalb ist es auch so wichtig,
daß Sie immer dann, wenn Sie bemerken, Ihr Kind zieht sich zurück aus seiner Umgebung, schaut blicklos ins Nichts, es liebevoll
wieder in die äußere Realität zurückholen. Natürlich werden Sie
nicht sagen: Woran denkst du denn schon wieder? Sie werden vielmehr das Kind auf etwas aufmerksam machen, was es interessiert.
Sie zeigen ihm etwas, das für das Kind die geistige Präsenz loh-
nenswert macht. Es sollte herauskommen aus der Unbeweglich-
keit von Augen, Kopf und Körper, die mit ein ursächlicher Grund
für Fehlsichtigkeit ist.

Die für gesundes Sehen so wichtige Beweglichkeit von Augen und
Nacken fördern die folgenden Übungen gezielt:

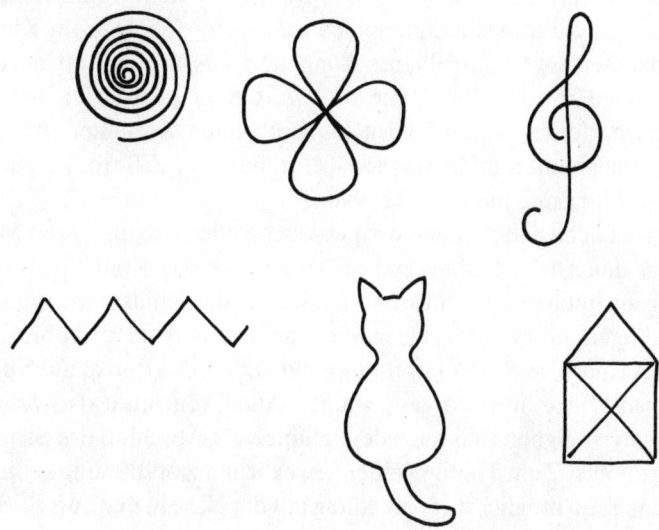

Schulstunde

Wenn Sie zu Hause keine Wandtafel haben, dann schaffen Sie bitte entweder eine an oder nehmen Sie einen großen Bogen Packpapier, heften ihn an die Wand und benutzen einen mitteldicken Filzstift. Erklären Sie Ihrem Kindergartenkind, daß Sie jetzt miteinander Schule spielen. Sie sind die Lehrerin bzw. der Lehrer, das Kind wird zum Schulkind befördert. Lassen Sie zur Auflockerung einen Wekker statt der Schulglocke klingeln, und dann geht's los. Aufgabe des Kindes ist es, alles, was Sie an die Wand zeichnen, mit seiner Nasenspitze in der Luft nachzuzeichnen.

Zeichnen Sie vor:

Sagen Sie dem Kind, es soll von Anfang an aufmerksam Ihren Bewegungen mit der Nasenspitze folgen und mitzeichnen. Sind Sie mit der ersten Figur fertig, wenden Sie sich dem Kind zu, fahren mit einem Stift die Linien nochmals nach, wobei Sie Ihr Kind beobachten und kontrollieren können, ob es in der Luft nachzeichnet. Erfinden Sie eigene Motive, die möglichst viel Bewegung schaffen. Schließlich lernt das Kind seinen Vornamen, später auch Nachnamen oder welche Buchstaben und Ziffern Sie auch immer für richtig halten, schreiben.

Eine solche Schulstunde wird wahrscheinlich maximal zehn Minuten dauern, jedenfalls nur so lange, wie das Kind Spaß am Nachzeichnen mit der Nase hat. Lassen Sie die Schulstunde richtig ausklingen mit Pausenzeichen und einem gesunden Pausenbrot.

Am Ende des Spiels hüpft das Kind auf der Matratze; auch die *Sonnen-Wiege* mit kurzem Augen-Abdecken und das *lange Schwingen* eignen sich nach dem Hüpfen als Abschluß des Schulprogramms. Zum Training einer beweglichen Kopfhaltung sollten Sie Ihr Kind möglichst oft im Alltag mit der Nase in der Luft zeichnen lassen, einfach die Dinge, die Ihnen gerade begegnen, z. B. die Wolke am Himmel usw.

Tagesplan

An Wochentagen

Am Morgen sollten Sie keine Übung für die Augen machen. Ihr Kind muß schon genug erledigen und leisten. Sie sollten sich aber unbedingt wenigstens ein paar Minuten Zeit nehmen, es in den Arm nehmen, streicheln und wiegen.

Am Mittag, nach dem Essen und der Ruhepause, empfehlen sich: Bewegung, Hüpfen, dann zwei bis drei Minuten Sonnen, danach kurz Augen abdecken und, sobald das Kind es zuläßt, eine kleine Geschichte palmieren. Danach eine Schwungübung.

Am Nachmittag bzw. Abend sollten Sie abwechselnd eines der Augenspiele spielen: *Ballübungen*, *Quartett* oder *Schulstunde* etc.

Machen Sie mit Ihrem Kind vor dem Schlafengehen eine Schwungübung zur Entspannung, und erzählen Sie eine selbsterfundene Geschichte möglichst detailgenau. Fragen Sie nach, wie sich Ihr Kind diese Details vorstellt. Wenn das Kind dabei im Bett die hohlen Handflächen über die Augen legen mag, ist das eine gute Ausgangssituation für das Palmieren.

An freien Tagen

Schon am Morgen motivieren Sie Ihr Kind, zu hüpfen und sich zu bewegen. Dann empfehlen sich *Sonnen* mit anschließendem *Augen-Abdecken* bzw. kurz *Palmieren* sowie eine *Schwung-Übung*.

Jeden Spaziergang im Freien sollten Sie zum kurzen *Sonnen* (mit anschließendem *Augen-Abdecken*) sowie für Bewegungsspiele nutzen.

Ab Mittag verfahren Sie wie an Wochentagen.

Ganz wichtig ist es, niemals Übungen zu beginnen, wenn das Kind müde oder gereizt ist. Lassen Sie lieber einen oder auch mehrere Tage die Übungen entfallen. Sie können natürlich versuchen, das Kind mit spielerischen Verhaltensanleitungen zu überlisten.

Das Schulalter bis zur Pubertät (6-13 Jahre)

Allgemeines

Wenn die Kinder in die Schule kommen, der «Ernst des Lebens» für sie beginnt, sind sie mit etwas ganz Neuem konfrontiert. Jetzt wird ihnen Leistung abverlangt, sie müssen «etwas können». Dies ist eine äußerst schwierige Zeit für Ihr Kind, das möglicherweise zum erstenmal Angst und Bangnis empfindet. Manche Kinder reagieren auf diese neuen Erfahrungen mit einem Gefühl von Fremdheit auf ihre Familie, weil sie sich erstmals allein beweisen müssen.

Im Kindergarten erfährt das Kind noch keine negativen Umweltreaktionen, wenn es nicht imstande ist, z. B. einen Vogel in der Luft genauso scharf zu sehen wie seine Freunde. In der Schule spürt es sofort, daß es etwas nicht so gut kann wie die anderen, nämlich ganz scharf zu sehen.

Nichts begünstigt Fehlsichtigkeit so stark wie diese Konkurrenzerfahrungen, die sich während der ersten Schulmonate zwischen Kindern schnell als ein «Teufelskreis» einspielen. Visuelle Wahrnehmungsfähigkeit ist – zum erstenmal im Leben Ihres Kindes – täglich bis an die Grenzen seines Leistungsvermögens gefordert. Ungeheuer viele neue Eindrücke müssen vom Gehirn verarbeitet und begriffen werden, die Augen sind hauptsächlich belastet. Verbale Erklärungen der Lehrerin können zumindest hin und wieder einfach «überhört» werden, wenn es dem Kind zu anstrengend ist, voll konzentriert zu sein. Doch genügen schon wenige Schultage, um einen negativen Kausalzusammenhang aufzubauen: Ihr Kind empfindet einen besonders großen Druck, nichts «übersehen» zu dürfen.

Das Gehirn des Kindes, sein Denken und seine Aufnahmefähigkeit sind überbelastet. Die Überstrapazierung des Denkvermögens geht Hand in Hand mit einer verminderten Kraft des Sehvermögens. Sie können bei sich selbst die Probe aufs Exempel machen: Überprüfen Sie Ihre Fähigkeit, scharf zu sehen an Tagen, an denen Sie psychisch überlastet sind, und an solchen, da Sie sich ausgeglichen fühlen. Auch Sie werden den «unübersehbaren» Unterschied empfinden.

In dieser Streßsituation kann ein Kind gar nicht mehr so genau, das heißt mit voll konzentrierter Aufnahmefähigkeit hinschauen, also beginnt es zu starren. Es fixiert, um doch noch lesen zu können, was an der Tafel steht. Oder es kneift die Augen zusammen, damit der Kreidestrich wieder schärfer wird.

Ihr Kind wird unsicher, seine Leistungen lassen nach. Tadel und Kritik von Eltern und Lehrern verstärken die sich aufbauende Angst. Seine Haltung, die Schulter-, Nacken- und Augenmuskulatur werden verkrampfter. Hinstarren hilft auch nicht mehr. Ein Gefühl der Minderwertigkeit stellt sich ein, Ihr Kind denkt: Ich kann nicht, was die anderen können.

Es ist während dieser, für ein Kind äußerst strapaziösen Zeit elementar wichtig, daß Sie ihm wirkliches Verständnis entgegenbringen. Versuchen Sie auch diesen Zeitabschnitt mit den «Augen Ihres Kindes» zu sehen. Dann werden Sie ihm auch entscheidend helfen können, einer drohenden Fehlsichtigkeit zu begegnen. Dazu sollten Sie Ihrem Kind alle denkbaren Möglichkeiten zur Entspannung und zur Freude bieten. Achten Sie bitte besonders sorgfältig auf die bereits eingangs beschriebenen Anzeichen einer Augenstörung. Damit es erst gar nicht soweit kommt, lesen Sie bitte das Kapitel in diesem Buch, das sich mit dem Kindergartenalter auseinandersetzt. Viele der dort angeführten Übungen und Verhaltensanleitungen gelten zum Teil auch noch für das Schulalter. Zudem ist bei Schulanfängern der Reifegrad sehr verschieden, so daß Sie selbst am besten einschätzen können, welcher Tip aus dem Kapitel «Das Kindergartenalter» für Ihr Kind zutrifft.

Wie beschrieben, sollten Sie einmal im Monat die Sehleistung Ihres Kindes prüfen. Die folgenden Vorschläge sind dazu angetan, bei ersten Anzeichen einer Sehstörung gezielt durch verstärkte Entspannungsübungen einer Verschlechterung vorzubeugen.

Sonnen und Palmieren

Wie im Kapitel Kindergartenalter beschrieben, eignet sich das *Sonnen* in dieser für Ihr Kind schwierigen Situation besonders. Bieten Sie dem Kind ab und zu an, schon allein zu sonnen. Zu Hause, bei der 120-Watt-Lampe, ist das eine gute Anregungsmöglichkeit, besonders wenn das größere Kind sich dazu eine Platte auflegen darf, die es gerne hört. Nun ist auch das Kind schon groß genug, die kindliche *Sonnen-Wiege* durch das *Erwachsenen-Sonnen* (mit anschließendem Augen-Abdecken bzw. Palmieren) und das *lange Schwingen* zu ersetzen. Beim Erwachsenen-Sonnen steht oder sitzt das Kind möglichst locker und aufrecht. Während die geschlossenen Augen von der Sonne bzw. dem künstlichen Licht bestrahlt werden, wird der Kopf sanft und langsam von der linken zur rechten Schulter und umgekehrt kontinuierlich gedreht. Anfangs nach etwa ein bis zwei Minuten, später nach maximal vier Minuten soll das Kind die noch geschlossenen Augen vom Licht abwenden, sie kurz noch geschlossen halten und dann sanft öffnen. Nun wird einige Male tief durchgeatmet, geblinzelt und dann der zum Palmieren (bzw., wenn das Kind zum Palmieren zu unruhig ist, nur zum Augen-Abdecken) hergerichtete Platz eingenommen. Das Kind setzt sich mit geradem Rücken, in leicht nach vorn geneigter Haltung, an einen Tisch. Die Ellenbogen ruhen auf einem Kissen, der Kopf soll so nach oben gereckt sein, als zöge ihn von der Decke ein Magnet an.

Für den Erfolg des Palmierens ist es wesentlich, exakt die beschriebene Haltung einzunehmen. Sie soll im Laufe der Zeit ganz selbstverständlich werden. Ein sechs- oder siebenjähriges Kind, das erst langsam mit Sehtraining vertraut gemacht wird, wird diese Stellung zunächst nur ganz kurz durchhalten. Es soll diese Haltung trainieren. Vor die geschlossenen Augen hält es gewölbte Handflächen und kreuzt dabei die Finger auf der Stirn. Es soll spüren, wie wohltuend das Dunkel vor den Augen (durch die geschlossenen Finger darf kein Licht dringen) und die Wärme der Handflächen für die Augen ist. Sobald das Kind unruhig wird, lassen Sie es bitte aufstehen. Sie sollten es niemals zum Sitzen zwingen.

Hat das Kind sich an diese Haltung und das Gefühl zu palmieren gewöhnt, können wir mit Vorstellungsbildern beginnen, die wir in kleine Geschichten übergehen lassen.

Die Konzentration, die Ihr Kind zum Palmieren aufbringen muß, ist die wesentliche Voraussetzung für eine funktionierende Koordination beider Augen. Das Palmieren kann nur dann richtig wirken, wenn es nicht unter Zwang geschieht, die Vorstellungsbilder also gleichsam von selbst kommen. Dies ist sowohl für Erwachsene wie auch für Kinder nicht leicht. Günstig hierfür wäre, Ihrem Kind im Laufe der Zeit das Gefühl zu vermitteln, das kurze «Zurückziehen in seine kleine dunkle Handhöhle sei angenehm, weil man sich dort schöne Bilder herholen» kann. Palmieren kann Ihr Kind also nie in überreiztem oder angespanntem Zustand; dieser muß also erst abgebaut und durch das einleitende Sonnen in Entspannungsbereitschaft übergeführt werden.

Am Anfang stellt sich jedes Kind am liebsten bewegliche, lustige Dinge vor. Wenn das Kind mit abgedeckten Augen überhaupt sitzen bleiben mag, beginnen Sie am besten so: «Stell dir vor, ein Auto kommt von links.» Dabei berühren Sie das Kind am linken Arm. «Es ist klein und rot. Und fährt nach rechts. Von rechts wieder nach links... und wieder nach rechts, hin... und... her... siehst du es?»

Die Augäpfel Ihres Kindes arbeiten nun hinter geschlossenen Lidern, ohne Lichtbelastung. Sie fahren fort: «Von links nach rechts... von rechts nach links... und jetzt klettert das Auto die Wand hinauf... Das kann das Auto nicht? Unseres schon! Versuch, es dir vorzustellen: Es fährt die Wand hinauf und wieder hinunter... und wieder hinauf, und jetzt purzelt es ganz schnell hinunter, da steht es jetzt und wackelt ein bißchen mit dem Auspuff wie mit einem Schwänzchen! Siehst du es?» Sprechen Sie ganz langsam, werden Sie erfinderisch. Dann sagen Sie: «So, jetzt kannst du die Hände von den Augen nehmen, mach die Augen auf!» Lächeln Sie Ihr Kind an. «Da bin ich wieder.»

Lassen Sie Ihre Phantasie spielen, ein Frosch, der hüpft und bestimmte Abenteuer erlebt, der Käfer Kribbel Krabbel Kugelrund, der herumkrabbelt und immer wieder herunterplumpst, bieten ebenfalls guten Stoff für solche Geschichten. Stets ist dabei an die Bewegung der Augäpfel zu denken. Größere Kinder verfolgen bereits gerne ein Pingpong- oder ein Tennismatch und finden auch schon eine fliegende Untertasse, die über den Himmel zieht und auf die Erde fällt, spannend.

Arbeiten Sie, um Ihr Kind zum Palmieren zu erziehen, mit dem alten Trick der Fortsetzungsgeschichte! Brechen Sie wie ein Profi das Abenteuer an einem Punkt ab, an dem Ihr Kind allzugern wüßte, wie es weitergeht. Wenn Sie dann sagen: «Fortsetzung folgt morgen», wird Ihr Kind auf das Palmieren neugierig. Bitte achten Sie darauf, daß Sie Ihre Vorstellungsbilder und -geschichten detailgenau erzählen. Denn Ihr Kind soll lernen, dem Detail seine Aufmerksamkeit zu schenken, es nicht mehr zu «übersehen».

Eine gute Möglichkeit, die psychische Aufnahmebereitschaft für das Palmieren zu wecken, ist auch die Frage: «Wonach hast du Sehnsucht? Was würdest du jetzt gern sehen?» Das kann eine abwesende Person, die das Kind besonders liebhat, ein bestimmter

Platz oder ein weißes Pferdchen sein. Bieten Sie Ihrem Kind an: «Komm, wir holen uns beim Palmieren, was du dir wünschst!» Während das Kind die Augen abgedeckt hat, reden Sie miteinander über die Details des Gesamtbildes, das das Kind vor sich sehen möchte.

Therapie-Palmieren

Mein kleiner Sohn und ich haben etwa vier kleine Kätzchen zu den Haupthelden unserer Vorstellungs-Geschichten gemacht. «Was können sie denn heute erleben?» frage ich allabendlich, und er liefert mir eine Handlung. Daran ist übrigens sehr genau zu erkennen, was ihn im Laufe des Tages beschäftigt und wo er am Tage Probleme hat. Mein Sohn identifiziert sich inzwischen so mit den Kätzchen, die alle vier eine Charaktereigenschaft von ihm personifizieren, daß sie immer das erleben, was in ihm vorgeht. Meine Rolle besteht darin, die von ihm vorgegebene Handlung mit detailgenauen Bildern zu umrahmen. Gleichzeitig versuche ich, die Kätzchen seine Probleme bewältigen zu lassen. Damit ist es mir sehr oft gelungen, innere Anspannung bei ihm zu lösen.

Ziel des Therapie-Palmierens ist es, durch Vorstellung, Denken und Fühlen negative in positive Gefühle umzuwandeln. Negative Gefühle, die aus einer unbewältigten Situation heraus entstehen, in uns Aggression, Haß, Resignation oder Ohnmacht auslösen. Ursache für eine nicht gelingende Bewältigung sind oftmals Denkblockaden, die es uns nicht erlauben, eine Situation zu überdenken und dadurch zu lösen. Denn Gefühle können so übermächtig werden, daß sie das Denken und damit die richtige Reaktion unmöglich machen. Solche Denkblockaden sind Verhaltensmuster, die uns immer wieder zum «Verlierer» machen, deren Auflösung aber erlernbar ist. Dazu vergegenwärtigt man sich die belastende Situation so lange, bis die «aufwallenden» Gefühle sich so weit beruhigt haben, daß man sich sagen kann: Wie hätte ich jetzt richtig reagieren sollen? Wie hätte ich eigentlich reagieren müssen, wenn ich genug Abstand gehabt hätte, um die Situation gut lösen zu können?

Probieren Sie es bitte zunächst bei sich selbst aus. Holen Sie sich die letzte Situation vor Augen, in der Sie mit negativen Gefühlen, vielleicht sogar einem Verzweiflungsausbruch reagiert haben. Wenn diese Gefühle richtig hochkommen, machen Sie bitte das, was Sie auch Ihrem Kind gestatten sollen. Reagieren Sie die Verzweiflung, den Haß, die Rachegefühle ab. Schlagen Sie mit einem Stock oder den Fäusten auf eine Matratze, schreien oder weinen Sie dabei, wenn Ihnen danach zumute ist. Wenn Sie sich beruhigt haben und bei einer Tasse Kaffee in die Realität «zurückgekehrt» sind, rufen Sie die Vorstellungsbilder nochmals hoch und versuchen zu reagieren wie jemand, dem das alles nicht wirklich etwas anhaben kann. Stehen Sie «über den Dingen» und erklären mit logischen Argumenten den anderen in Ruhe Ihren Standpunkt. Wenn Ihnen das gelingt, werden Sie das Gefühl einer Erleichterung verspüren, wie Sie es nie gekannt haben. Ein Gefühl, das entsteht, weil Sie aus Ihrer tiefsten Hilflosigkeit heraus Ihre Umwelt konstruktiv bewältigt haben. In der nächsten vergleichbaren Situation werden Sie richtiger reagieren können.

Das Therapie-Palmieren mit direktem Ansprechen eines Problems eignet sich erst für Kinder ab zehn Jahren. Weigert sich Ihr Kind, versuchen Sie nicht, weiter einzudringen. Es hat für seine Widerstände Gründe, die nur mit sehr viel Behutsamkeit, sehr viel Einfühlung zu ändern sind.

Ich habe dem Palmieren nicht nur aus rationaler Überlegung heraus den meisten Raum gewidmet. Wie gesagt, fördert das Palmieren das Training der willkürlichen und unwillkürlichen Augenmuskulatur ohne Lichtbelastung, die Aktivierung der Erinnerungs- und Assoziationszonen im Gehirn und des Vorstellungsvermögens, die Entspannung des Sehzentrums sowie eine Aufnahme der Eigenenergie durch die Handflächen. Darüber hinaus bietet das Palmieren, insbesondere das Therapie-Palmieren, eine gute Möglichkeit, die psychischen Mechanismen, die zur Rücknahme der Organleistung auffordern, durchbrechen zu lernen.

Die Überforderung, die den Schutzmechanismus des Über-Sehens ausgelöst hat oder auslösen kann, wird auf diese Weise durch selbstgeschaffene innere Erfahrung bewältigbar. So wird dem Zwang, über-sehen zu müssen, kausal entgegengearbeitet.

Viele Erfahrungen sprechen für einen mächtigen «Genesungswillen» des Auges. Stark Fehlsichtige etwa haben plötzliche Scharfsichtigkeitserlebnisse. Ein Beispiel ist ein besonders intelligenter und sensibler 13jähriger Junge. Er hatte etwa ein halbes Jahr lang einmal wöchentlich, gemeinsam mit seiner Mutter, Einzelstunden genommen. Der Schwerpunkt der Therapie lag auf der Sensibilisierung der Augen und der Beobachtung: Wann sehe ich besser, wann schlechter? Eines Tages mußte der Junge sich einer kleinen Operation unterziehen. Einige Wochen später erzählte er: «Ich habe mich anfangs gar nicht getraut, darüber zu sprechen, weil alle sicher geglaubt hätten, ich bin verrückt. Aber ganze drei Tage lang nach der Narkose habe ich völlig scharf gesehen. Dann ist es wieder unscharf geworden, und alles war wie früher.» Der Junge war mit minus 3 Dioptrien kurzsichtig. Möglicherweise war durch die Narkose ein Teil seines Wachbewußtseins auch nach dem Erwachen nicht wieder voll aktiv. So war das «Befehlszentrum», das Verspannungen und Verkrampfungen bei ihm bereits chronisch initiiert hatte, noch lahmgelegt. Der Zustand dieser künstlich herbeigeführten Entspannung änderte sich, als das Bewußtsein des Kindes endgültig wiederhergestellt war und damit die Notwendigkeit, Schutzbarrieren aufzubauen, zurückkehrte. Verspannung und Verkrampfung leisteten erneut dem unscharfen Sehen Vorschub.

Je früher und intensiver Sie mit Ihrem Kind arbeiten, um so größer wird die Chance einer störungsarmen Entwicklung des Kindes und möglichst gesunder Augen. Das Therapie-Palmieren kann

Sie bei Ihren Bemühungen am wirksamsten unterstützen. Erneut möchte ich betonen, daß es, je nach Reife des Kindes und Ihrem Vertrauensverhältnis zu ihm, geboten ist, bis zum zehnten oder elften Lebensjahr nur mit den geschilderten Vorstufen zu beginnen.

Die goldene Kugel

Zum Schluß noch einen Rat für einen guten Anfang. Machen Sie Ihrem Kind, bevor Sie mit ihm die ersten Vorstellungsbilder üben, ein Geschenk.

Schenken Sie ihm eine goldene Kugel.

Nehmen Sie einen Tennisball, tauchen Sie ihn in Goldfarbe, und überziehen Sie diese Goldfarbe noch mit farblosem Lack. Wenn Ihr Kind nach dem Sonnen und Augen-Abdecken soweit ist, daß Sie mit Vorstellungsbildern beginnen können, schenken Sie ihm diese goldene Kugel. Diese Situation ist ein guter Einstieg. Etwa mit folgen Worten: «Wir haben jetzt miteinander die Sonne gesehen und gespürt. Schau her, ich schenk dir eine goldene Kugel, das ist unsere Sonne oder unser Mond, ganz wie wir wollen. Schau dir unsere Sonne jetzt genau an...» Dabei beschreiben Sie mit der goldenen Kugel sanfte kleine Kreisbewegungen vor den Augen des Kindes, damit es nicht zu starren beginnt. «Und jetzt decke mit deinen Händen deine Augen zu, so, wie wir es schon gelernt haben, ja... siehst du jetzt kein Licht mehr? Gut, dann mach die Augen zu. Ich hab unsere Sonne noch immer in der Hand... wie vorher... vielleicht kannst du sie jetzt auch mit geschlossenen Augen sehen... rund und gelb ist sie... eine runde, gelbgoldene Kugel... genau in der Mitte... kannst du sie sehen? Wenn nicht, probier's zumindest...»

Beginnt das Kind unruhig zu werden, brechen Sie bitte die Übung wieder ab. Führen Sie sie ein anderes Mal weiter. Die goldene Kugel wird dann zum Beispiel zum gelben Kreis, aus dem Blütenblätter wachsen, oder aus der gelben Kugel wird eine Sonnenblume, die im Wind hin und her schwankt. Palmieren Sie mit dem Kind am Abend, ist die goldene Kugel der Mond. Heben Sie die goldene Kugel in einer hübschen Glasschale auf, sie soll etwas Besonderes sein, ein Symbol für Ihre gemeinsamen Bemühungen um die Augen Ihres Kindes.

Tatsächlich ist die geglückte Vorstellungsübung des zentralen Kreises vor den geschlossenen Augen ein optimales Training für die Fähigkeit, zentral zu sehen, die bei Fehlsichtigen verlorengeht.

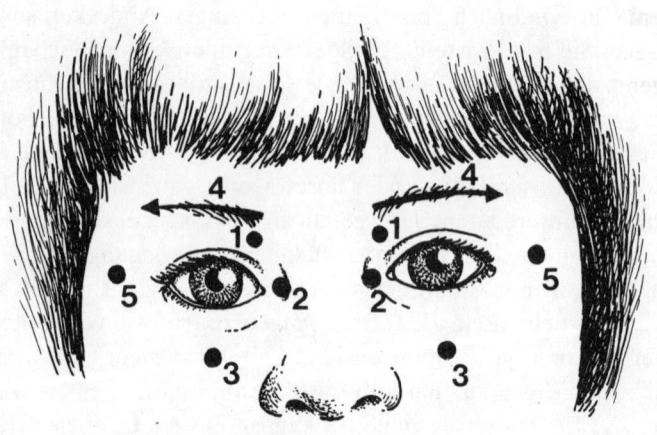

Chinesische Augenmassage

Wir haben Ihnen fünf Druckpunkte aufgezeichnet. Durch die kann die Sehleistung und Konzentrationsfähigkeit Ihres Kindes positiv beeinflußt werden. Bitte «entdecken» Sie die Punkte zunächst bei sich selbst, ehe Sie beginnen, Ihr Kind anzuleiten. Massieren Sie die Punkte in der hier angegebenen Reihenfolge. Wichtig: Wenn die Augen Ihres Kindes deutlich überanstrengt, starr oder «fest» sind, sollte kräftig massiert werden. Wirkt das Kind müde oder kraftlos, sollte es sich sehr sanft massieren. Im «Normalzustand» wird mit leichtem Druck massiert. Jeder der fünf Punkte sollte etwa eine halbe Minute mit kreisendem Druck stimuliert werden (bis auf Punkt 4).

Punkt 1: Beide Daumen werden mit dem Daumenballen nach oben seitlich der Nasenflügel angelegt und die Druckpunkte in dem Winkel Nasenbein / Augenhöhle (etwas unterhalb der Augenbrauen, innen) massiert.

Punkt 2: Greifen Sie mit Daumen und Zeigefinger in die inneren Augenwinkel, drücken Sie dort leicht zu und beginnen Sie, in winzigen Kreisen zu massieren.

Punkt 3: Dieser liegt genau auf einer Linie senkrecht zu den Pupillen, unterhalb des Augenhöhlenknochens.

Punkt 4: Mit dem Mittelglied des gekrümmten Zeigefingers werden die Augenbrauen von der Nasenwurzel hin zur Schläfe mit sanftem Druck nachgezogen.

Punkt 5: Tasten Sie sich mit den Zeigefingern von den äußeren Augenwinkeln waagerecht zur Schläfe – in der Knochengrube liegt Punkt 5.

Akupressur

Die Akupressur der Augenpunkte, wie auf dieser Darstellung, lernt jedes schulreife Kind mit der Zeit ganz leicht. In Wien ergaben Versuche an Grundschulen, in denen Kinder angeleitet wurden, die Punkte sanft zu massieren und zu stimulieren, daß diese Methode sich ausgesprochen positiv auf die Leistung der Augen wie auch auf die Konzentrationsfähigkeit auswirkt. Meinem eigenen Kind bereitete nicht nur das Erlernen der «chinesischen Massage» großen Spaß, mein Sohn vermittelte sogar sein neues Wissen seinen Freunden. Der günstigste Zeitpunkt für diese Massage ist der frühe Morgen, bevor Ihr Kind zur Schule geht.

Cross Crawl

Cross Crawl ist eine sehr gute «Anti-Streß-Übung» für schon etwas größere Kinder, die den folgenden Bewegungsablauf koordinieren können. Die entspannende Wirkung der Übung spürt Ihr Kind, wenn es schon am frühen Morgen, vor der Schule, besonders vor Situationen, in denen hohe Anforderungen gestellt werden, wie vor Klassenarbeiten und Prüfungen, einige «Marschier»-Minuten einlegt. Die unter Streß entstehende einseitige Belastung der Gehirnhälften wird gemildert und auf diese Weise die bestehende Anspannung positiv gelöst.

Das Kind stellt sich möglichst locker hin, hüpft vorher ein we-

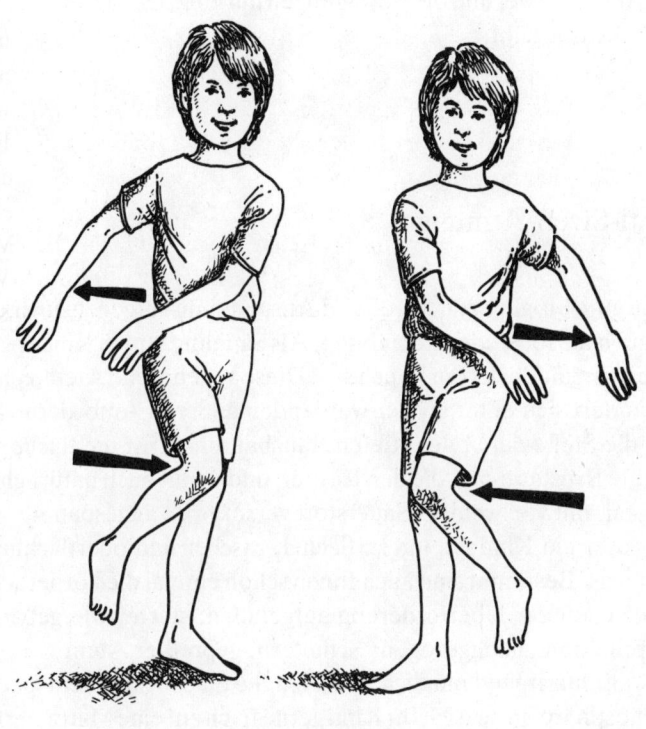

nig, dann hebt es das rechte Bein hoch, winkelt es ab und führt es mit einer kraftvollen Bewegung vor das linke Knie. Gleichzeitig führt es beide Arme parallel nach rechts, so weit es mit den Händen seitlich neben die rechte Hälfte kommt. Danach geht das Kind wieder in die Ausgangsposition zurück und wechselt nun die Richtung: linkes Knie nach rechts, Arme in Richtung linke Hüfte.

So lassen Sie das Kind zwei bis drei Minuten auf der Stelle «marschieren». Wichtig dabei ist, daß das Kind einen gleichmäßigen Rhythmus findet und die Bewegungen mit gleicher Kraft nach links wie rechts ausübt.

Anti-Streß-Atmung

Eine gute Möglichkeit, Streß und Anspannung entgegenzuwirken, ist auch die folgende Atemübung. Als Säugling atmen Kinder ganz selbstverständlich vom Bauch aus. Diese angeborene Atemtechnik verändert sich unter größer werdenden äußeren Anforderungen. An die Stelle der vollen, tiefen Bauchatmung tritt die flache, gepreßte Brustatmung, die den Körper, und damit auch natürlich die Augen, mit viel weniger Sauerstoff versorgt. Je angespannter und nervöser ein Kind ist, um so flacher, rascher und oberflächlicher atmet es. Bestimmt sind auch Ihnen schon einmal die körperlichen Anzeichen der Überforderung aufgefallen: starre, wie gebannte Kopfhaltung, hochgezogene Schultern, gepreßter Atem.

Sooft nur irgend möglich, schaffen Sie eine lockere, entspannte Atmosphäre, in der sich Ihr Kind gerne flach auf eine Matratze oder den Boden legt. Einem kleineren Kind setzen Sie ein Stofftier auf den Bauch, dann fällt es ihm leichter, sein Körperbewußtsein auf den Bauch zu konzentrieren. Sagen Sie: «Versuche so zu atmen, daß du das Tier heben und senken kannst. Glaubst du, du kannst es?» Im Grunde genügt hin und wieder ein bewußter Anstoß, und Ihr Kind wird wie von selbst diese natürliche Bauchatmung wiederaufnehmen. Größeren Kindern legen Sie die Hand auf den Bauch und fordern das Kind nach einigen gemeinsamen Versuchen auf, seine eigenen Hände übereinander auf den Bauch zu legen und «hineinzuatmen».

Kinder um zehn Jahre können auch schon selbst Aufgeregt-
heits- und Anspannungssituationen bekämpfen, indem sie im Sitzen oder Stehen diese Atemübung machen. Das ist eine einfache,
aber gut funktionierende Selbsthilfemethode, die Kinder in die
Lage versetzt, ruhiger und gelassener zu reagieren.

Atemübungen vermitteln darüber hinaus einen intensiven Kontakt zur Umwelt.

Umwelt einatmen

Diese Übung können Sie gut während eines Spaziergangs spielen:
Das Kind sollte möglichst die Brille abnehmen.

Suchen Sie nach einem schönen und ruhigen Moment, zum Beispiel gegen Abend, irgendwo in der Natur oder in einem Park.
Schauen Sie mit dem Kind gemeinsam einen besonderen Baum
oder Strauch, vielleicht auch eine Blume an. Sagen Sie Ihrem Kind
mit sanfter Stimme: «Wir stellen uns jetzt vor, diesen Baum mit
den Augen einzuatmen. Wir holen tief aus dem Bauch Luft,
gleichzeitig fühlen wir, wie unser Atem durch die Augen ein-
strömt. Die Luft ist fast wie Wasser, das man spüren kann... Und
jetzt atmen wir wieder aus den Augen hinaus... bis dorthin zu
dem Baum, zu der Blume.»

Tatsächlich beginnen die Augen bei dieser Übung sehr rasch
feucht zu werden. Sehr wichtig ist, Ihrem Kind das Gefühl zu vermitteln, durch die Augen wirklich «in sich hinein» bzw. «aus sich
hinaus» atmen zu können. Damit Ihr Kind ein besseres Gefühl zu
den Dingen in die Übung mit hineinnimmt, lassen Sie es wählen,
was es durch die Augen «einatmen» will. Emotional wirkt diese
Übung besonders intensiv. Die «Glaswand», mit der sich der Fehlsichtige (nicht nur durch seine Brille) von der Umwelt abschirmt,

verschwindet. Atmend findet Ihr Kind wieder einen engeren Kontakt zur Umwelt.

Kurzes Schwingen

Während der ersten Schuljahre verliert sich bei Kindern häufig auch die aufrechte, gerade Haltung der Kleinkinderzeit. Eine gute Haltung wirkt sich unmittelbar positiv auf das Sehvermögen aus.

Gegen eine durch allzu langes Sitzen und innere Anspannung entstehende verkrampfte Haltung hilft eine klassische Entspannungsübung, das kurze Schwingen.

Um diese Übung für Kinder unter zehn Jahren attraktiver zu gestalten, befestigen wir auf der rechten und linken Schulter einen großen bunten Punkt.

Setzen Sie Ihr Kind aufrecht auf einen Stuhl mit gerader Lehne. Das Kind dreht nun das Gesicht von links nach rechts und umgekehrt. Während dieser rhythmischen Drehbewegungen richtet das Kind die Augen auf einen der Schulterpunkte. Ganz wichtig: Das Kind darf den Kopf keinesfalls senken, vielmehr soll der Kopf, wie von einem Magneten angezogen, zur Decke gestreckt sein. Erst dadurch wird der Nacken in die Höhe gestreckt, und der Entspannungseffekt kann eintreten. Die an den Schultern befestigten Punkte werden nur von den nach unten gerichteten Augäpfeln wahrgenommen.

Ist Ihr Kind schon über zehn Jahre alt, kann es das kurze Schwingen auch mit geschlossenen Augen durchführen. Besorgen Sie einen Magneten, erklären Sie Ihrem Kind, wie er funktioniert, und fesseln Sie so seine Aufmerksamkeit.

Halten Sie den Magneten so lange über dem Kopf des übenden

Kindes, bis es die erforderliche Kopfhaltung selbstverständlich einnimmt.

Nach ein oder zwei Minuten wird das Kind diese Übung abbrechen wollen. Aus dieser Situation leiten Sie gleich über in eine Übung zur Korrektur der Gesamthaltung. Das Kind steht auf, streckt sich durch, hüpft zur Lockerung ein paarmal auf und nieder und läßt dann das Kinn auf die Brust sinken. Sodann hebt es den Kopf in die Waagerechte und noch etwas höher und verharrt so. Der Hals ist leicht nach vorn geneigt, und der Kopf «schwebt», wie vom Magneten gehalten, frei geradeaus. Dabei entspannt die Nackenmuskulatur wie von selbst. Die Schultern werden breit, indem sie leicht nach vorn runter gerichtet werden.

Diese Kopfhaltung, die man die *Alexandermethode* nennt, strafft, wenn sie richtig ausgeführt wird, wie von selbst den Rücken, richtet das Becken gerade und läßt den durch nachlässige Haltung vornüber gewölbten Bauch verschwinden.

Die Alexandermethode kommt nicht nur dem Sehvermögen zugute, sondern initiiert bei dem Kind auch in eine freie, zuversichtliche und gelöste Stimmung.

Schulterkreisen

Diese Entspannungsübung für den Nacken ist gut in Abwechslung mit den bisher geschilderten durchzuführen.

Das Kind läßt beide Schultern nach vorn, dann nach hinten kreisen. Es reicht vollkommen, diese Kreisbewegungen etwa fünfmal zu wiederholen. Dann neigt es seinen Kopf so weit wie möglich nach unten und führt den Kopf wieder in den Nacken weit nach hinten zurück. Wie auch beim kurzen Schwingen dreht es anschließend das Gesicht einige Male ganz nach links bzw. rechts und umgekehrt.

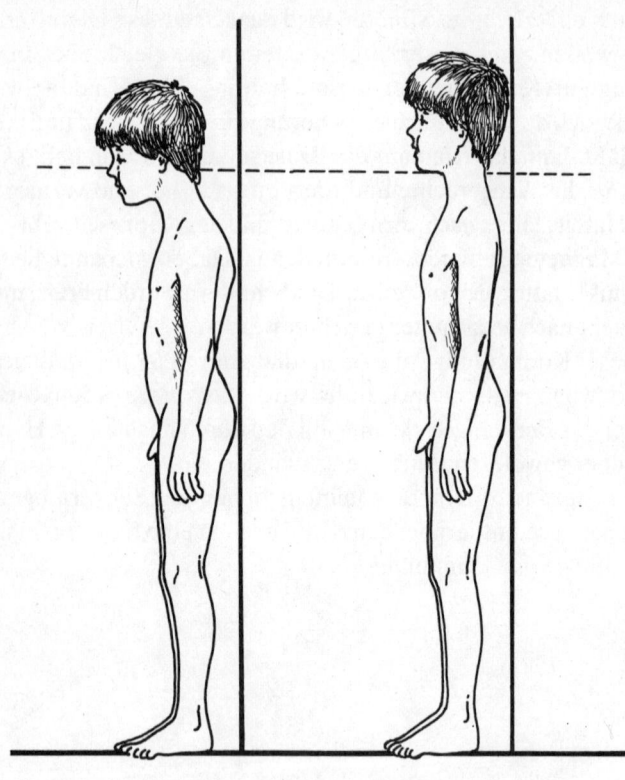

Diese Übungen lassen Sie Ihr Kind bitte erst machen, wenn es spürt, wie sich so angenehm und entspannend seine Verkrampfung lockert. Ein Kind ab dem zehnten Lebensjahr versteht schon den Sinn dieser Übungen und wird es schätzen, sie auch in der Schule nach anstrengenden Stunden zu absolvieren.

Nicht jede Schulstunde verlangt dem Kind vollste Konzentration ab. Es kann dann einfach zwischendurch die Zeit für spielerische Augenübungen nutzen. Ohne jeden Aufwand lassen sich Gegenstände im Klassenzimmer, Bewegungen des Lehrers etc. mit der Nasenspitze nachzeichnen. Daraus kann auch ein gemeinsames Spiel mit Mitschülern werden, die erraten, was wer mit der Nase in die Luft geschrieben hat.

Vorschläge für solche Spiele in der Schule finden sich im vorigen Kapitel. Auch zu Hause gibt es eine Reihe von Möglichkeiten, die Beweglichkeit von Augen, Kopf und Nacken spielerisch zu erreichen.

Augenkreisen

Wann immer es Ihrem Kind einfällt, sollte es die Augen in alle Richtungen kreisen lassen. Das ist «kinderleicht» und geht problemlos zwischendurch. Die Augen können auch «unter Wasser» kreisen.

Der Schulanfänger geht, wenn er mittags erschöpft aus der Schule kommt, mit seinen Augen «auf Tauchstation». Waschbecken oder Schüssel wird mit kaltem Wasser gefüllt und das Gesicht untergetaucht. Unter Wasser öffnet Ihr Kind die Augen und rollt einige Sekunden lang die Augäpfel nach oben, nach unten, zur Seite und wieder nach oben. Dann «wieder auftauchen», die Augen öffnen, einige Male tief durchatmen und den Vorgang – wenn Ihr Kind mag, zwei- bis dreimal – wiederholen. Anfangs reicht es durchaus, nur einmal «auf Tauchstation» zu gehen. Einfacher und praktischer ist es, zum Beispiel in der Schulpause, die Augen mit kaltem Wasser zu «duschen». Dazu läßt man in die hohlen Hände Wasser laufen, benetzt die geschlossenen Augen, öffnet sie anschließend wieder und läßt sie in der Luft kreisen. Diese auf der erfrischenden und kräftigenden Wirkung des Wassers basierende Übung eignet sich für Ihre ganze Familie.

Grimassenschneiden

Sie setzen sich mit Ihrem Kind, vielleicht sogar mit der ganzen Familie, leger auf die Matratze oder den Boden. Reihum schneiden Sie nun Grimassen und strengen sich an, möglichst lange ernst zu bleiben. Wenn Sie in großer Runde spielen, setzen Sie ein Pfand aus: Wer zuerst lacht, muß ein Pfand hergeben, am Ende des Spiels werden die Pfänder dann ausgelöst.

Spielen Sie mit Ihrem Kind allein, lassen Sie jeweils nach einer halben Minute einen Wecker klingeln.

Wem von Ihnen es am häufigsten gelingt, länger als 30 Sekunden ernst zu bleiben, hat gewonnen. Bestimmt fallen Ihnen viele kleine Belohnungen für den Sieger ein, die nicht unbedingt Geld kosten müssen. Wünschen Sie sich etwas voneinander, was den Alltag verschönert, bitten Sie Ihr Kind um Hilfe, oder bieten Sie ihm an, es einmal außer der Reihe von der Schule abzuholen.

Beim Grimassenschneiden kommt es darauf an, beim Augenrollen die gesamte Gesichtsmuskulatur zu bewegen. Das Kind, um dessen Augen es geht, darf, wenn die ganze Familie beteiligt ist, häufiger als die anderen Spieler Grimassen schneiden. So geben Sie dem Kind das Gefühl der Bevorzugung und regen zugleich die Beweglichkeit der Gesichts- und Augenmuskulatur optimal an. Zum Abschluß machen alle Teilnehmer als Entspannungsübung einige Male das kurze Schwingen.

Spielen Sie so lange miteinander, wie Sie Spaß haben, und nehmen Sie sich zum Schluß fröhlich in die Arme. Lassen Sie sich Zeit für diese Zärtlichkeit. Gerade die innige Berührung, das wirkliche Miteinander mit einer Bezugsperson, die für das Kind normalerweise wenig Zeit hat, kann Ihrem Kind emotional besonders helfen.

Kleine Kinder, die Grimassen schneiden, bringen durch ihr Verhalten oft tieferliegende psychische Probleme und Unzufriedenheiten zum Ausdruck. Sie wollen zeigen: «Schau her, so sieht es in mir aus, so schrecklich, wie ich es dir in meinem Gesicht zeige!» Erwachsene reagieren schnell entnervt und übersehen dabei, daß dies eine hilflose Form des Kindes ist, sich zu wehren und gegen irgend etwas, manchmal sehr konkrete Konfliktsituationen, zu protestieren.

In unserem Spiel ermuntern wir das Kind, Grimassen zu schneiden – es kann sich dabei auch innerlich abreagieren. Wenn Sie Ihr Kind außerhalb des Spiels einmal Grimassen schneiden sehen, fragen Sie es: «Geht es dir so schlecht, daß du mir ein solches Gesicht zeigen mußt? Was ist los? Was war falsch für dich?»

Mit diesem Satz «Was war falsch für dich?» geben Sie Ihrem Kind die Chance, zu erklären, warum es wütend ist. Indem Sie es reden lassen, erhalten auch Sie die Möglichkeit, dem Kind Ihre Sicht der gemeinsamen Probleme klarzumachen. Wenn Sie zu verstehen bereit sind, was Problemsituationen für Ihr Kind bedeuten, ist Ihr Kind langsam groß genug, zu verstehen, daß auch Ihre positiven Möglichkeiten, Situationen im guten zu lösen, begrenzt sind. In diesem Alter begreift ein Kind bereits sehr wohl, daß Eltern eben «auch nur Nerven» haben. Kinder lernen nun schon, sich zu «mäßigen» und die Wucht ihrer negativen Emotionen langsam zu formen.

Detektivspiel

Gehen Sie mit Ihrem Kind spazieren, suchen Sie sich einen Passanten aus, den Sie mit den Augen «fotografieren». Ihr Kind ist der Detektiv, der sich möglichst viele Einzelheiten einprägen muß, um später der «Polizei» wertvolle «Ermittlungshinweise» zu geben.

Das Prinzip, kurz, aber bewußt hinschauen und möglichst detailgetreu das Gesehene wiedergeben zu können, vermitteln Sie in vielen Variationen Ihrem Kind am besten spielerisch. Es kann sich dieses Prinzip, bewußt und detailgenau zu sehen, antrainieren, ohne überhaupt zu registrieren, daß Sie es zum Augentraining anhalten.

Ballübungen

Schon im vorigen Kapitel stellte ich Ihnen einige Ballübungen vor. Kinder im Alter von ungefähr acht Jahren bewältigen schon die nun folgende, etwas kompliziertere Variante mit zwei Bällen. Das Kind nimmt einen etwas schwereren, größeren Ball in die eine, einen etwas leichteren, kleineren in die andere Hand. Zunächst wirft es den Ball aus der rechten Hand in die Luft und behält dabei den Blickkontakt zum Ball. Während der erste Ball noch durch die Luft fliegt, nimmt es den Ball aus der linken in die rechte Hand, fast wie beim Jonglieren. Mit der frei werdenden linken Hand fängt es den fliegenden Ball auf und wiederholt den Vorgang, indem es nun den Ball mit der linken hochwirft. Das erfordert eine ziemliche Geschicklichkeit, setzen Sie Ihr Kind deshalb nicht unter Streß, wenn ihm anfangs diese Übung schwerfällt.

Nach einiger Zeit wird es eine erstaunliche Routine entwickeln! Denken Sie daran, bei jeder Ballübung die Bewegung der Augäpfel genau zu beobachten. Nur wenn Ihr Kind mit seinen Blicken immer «am Ball bleibt», ist diese Übung wirksam. Bemerken Sie, daß das Kind den Blickkontakt zum Ball verliert, brechen Sie ab und machen Sie es ihm richtig vor.

Zwischendurch sollten Sie, bei welcher Übung auch immer, nicht vergessen, Ihr Kind zur Bauchatmung und «gutem Blinzeln» anzuhalten, wie wir es in diesem Buch schon oft beschrieben haben. Erinnern Sie Ihr Kind liebevoll, niemals ermahnend.

In diesem Alter ist Ihr Kind auch schon groß genug, um mit ihm die Fusion der Augen, das heißt also, die bei den meisten Fehlsichtigen gestörte gleichmäßige Zusammenarbeit beider Augen sowie die Akkommodation, das Sehen von Nahem und Fernem, bewußt zu trainieren. Da bei der folgenden Übung gerade ein schwächeres, «faules» Auge dazu gezwungen werden soll, mitzuarbeiten, ist es selbstverständlich, hier das Auge nicht abzudecken.

«Ich zeig dir einen Trick»

«Ich zeig dir einen Augentrick, den kannst du auch deinen Freunden vormachen. Paß auf, er geht so...» Auf so ein lockendes Angebot läßt sich jedes Kind gerne ein.

Das Kind nimmt den linken Zeigefinger und hält ihn im Abstand von ca. 15 Zentimetern vor die Nase. Es streckt dann den rechten Arm ganz aus und hält den rechten hinter den linken Zeigefinger wie in unserer Abbildung. Jetzt schaut Ihr Kind möglichst konzentriert auf den vorderen Zeigefinger. Fragen Sie: «Wie viele Zeigefinger siehst du jetzt hinten?» Wenn die Übung richtig läuft,

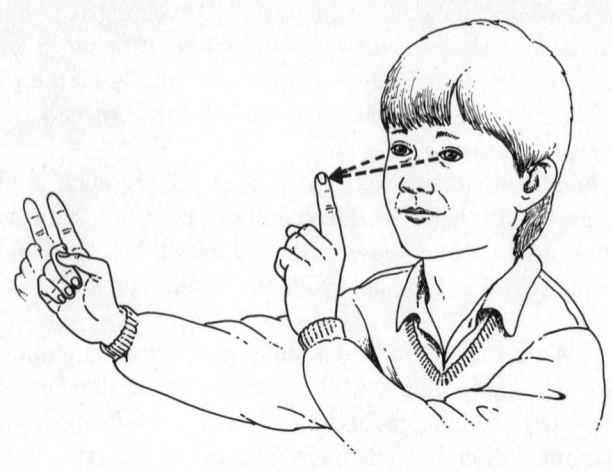

muß es nämlich den hinteren Zeigefinger doppelt sehen. Danach versucht das Kind, intensiv auf den hinteren Zeigefinger zu schauen, der beschriebene Doppelungseffekt müßte sich nun am vorderen Zeigefinger einstellen. Vielleicht interessiert sich Ihr Kind für eine Erklärung dieses Zaubertricks. Diese Übung macht sichtbar, daß im Grunde von unseren zwei Augen stets auch zwei Bilder aufgenommen werden, die das Gehirn von uns unbemerkt zu einem Bild zusammenfügt.

Schmetterlingsübung

Der Zauberschmetterling, den Sie schon aus dem Kindergarten-
kapitel kennen, hilft auch bei dieser Übung, beide Augen zur
gleichmäßigen Arbeit anzuregen, indem spielerisch die willkürliche und die unwillkürliche Augenmuskulatur trainiert wird.

Beschaffen Sie sich einen dicken, ungefähr vier Meter langen
Strick, in den Sie im Abstand von 15 cm Knoten hineinknüpfen.
Nun befestigen Sie ein Schnurende an einem hellen Platz im Zim-
mer, zum Beispiel am Fensterriegel. Das andere Ende nimmt das
Kind in die Hand, spannt das Seil und hält es an seine Nasenspitze.
Legen Sie dem Kind Ihre Hand auf den Bauch, damit es ihm leich-
terfällt, tief aus dem Bauch heraus zu atmen. Ihr Kind hat die
Aufgabe, auf den ersten Knoten zu blicken, an dem Sie mit einer
Stecknadel den Zauberschmetterling befestigt haben. Er ist nicht
größer als drei Zentimeter und leuchtend bemalt. Ihr Kind schaut
mit beiden Augen zugleich auf den Schmetterling. Wenn es dies
bewußt tut und tatsächlich beide Augen zu arbeiten beginnen,
müßte Ihr Kind die Schnur als ein «X» sehen, den Schmetterling
gleichsam als Kreuzungspunkt. Fragen Sie nach! «Schau», erzählen Sie Ihrem Kind, «wie der Schmetterling mit deinen Augen zau-
bert, wenn du ihn richtig mit beiden Augen anschaust. Siehst du
ein ‹X›? ... Noch nicht? Dann schließe beide Augen, atme tief
durch, blinzele richtig und versuch es noch einmal.» Hat Ihr Kind
dann das «X» gesehen, fliegt der Schmetterling auf den nächsten
Knoten, und Sie wiederholen mit dem Kind den Vorgang, solange
seine Ausdauer anhält.

Schafft Ihr Kind es nicht, das ganze «X» zu halten, wenn es also
nur ein «Y» (so etwas wie ein verkehrtes «V mit dem Schwanz
nach hinten») entdeckt, ist das vollkommen in Ordnung.

Probieren Sie diese Übung zunächst selber aus – gelingt es Ihnen, das «X» zu sehen? Auf den ersten Knoten hat es zwei kurze
Schenkel wie ein verkehrtes «V», weiter hinten nimmt es die Form

eines «V» mit langen Schenkeln an. Überprüfen Sie, wie viele Blicksprünge Sie nacheinander durchführen können. Mit Sicherheit machen auch Sie die Erfahrung, daß Ihnen diese Übung an Tagen, an denen Sie sich wohl fühlen, viel besser gelingt. Bei guter Tagesverfassung schafft jeder Trainierende viel leichter und ohne Anstrengung mehr Blicksprünge und kann das «X» scharf halten.

Sie werden an sich selbst bemerken, wie anstrengend dieses Augenspiel ist. Wundern Sie sich also nicht, wenn Ihnen Ihr Kind aus – nur allzu verständlicher – Bequemlichkeit schnell ein «X», das es noch gar nicht sieht, vorgaukelt. Hier helfen, wie bei all unseren Übungen, nur liebevolle Geduld und viel Diplomatie.

Tagesplan

Als Grundregel gilt: Machen Sie niemals Augenspiele oder -übungen, wenn das Kind überreizt ist! Versuchen Sie immer mit dem Kind eine gemeinsame, positive Aktivität zu schaffen. Machen Sie das Augentraining zu einer festen Institution in Ihrem gemeinsamen Alltag, die Spaß bringt und entspannt.

Die Vorstellungskraft eines Kindes im Schulalter ist so weit ausgebildet, daß es den Sinn dieser Übungen begreifen kann. Ihr Kind versteht, warum es nicht auf die Dinge starren, sondern sie beweglich mit Blicken umwandern soll und wie wichtig es ist, die Augen, den Kopf und den ganzen Körper beweglich zu halten.

Damit schaffen Sie die besten Voraussetzungen für ein erfolgreiches Augentraining. Betrachten Sie unsere anschließenden Tips für die Gestaltung des Tagesablaufs als Vorschläge, die Sie nach Belieben und mit Phantasie Ihren eigenen und den Bedürfnissen Ihres Kindes individuell anpassen können.

An freien Tagen

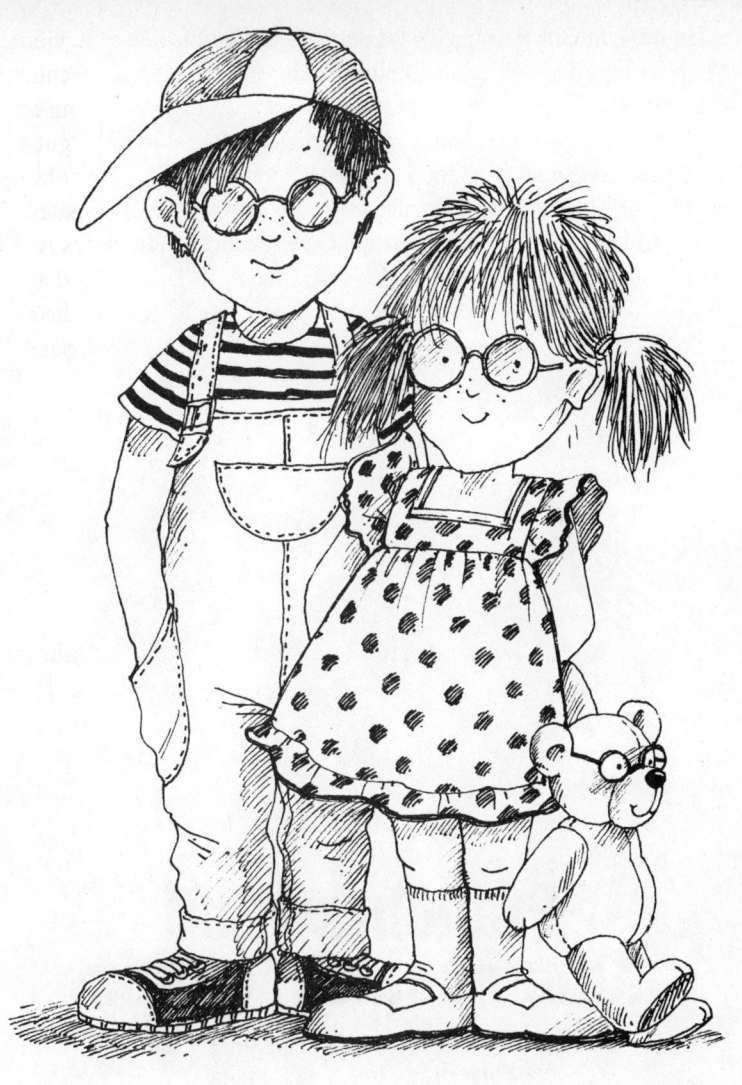

Sie sind die Wehrlosesten...

...in unserer auf Erfolg gerichteten Gesellschaft, unsere Kinder. Sie haben keine Lobby und keine Interessenvertretung, wenn es gilt, ein kleines Stück vom großen Kuchen zu ergattern. Besonders schlecht sind diejenigen von ihnen gestellt, die mit einer körperlichen Behinderung leben müssen.

Wir, die Eltern, sind gefordert. An uns ist es, Vorsorge zu treffen. Und dazu gehört nicht zuletzt auch eine solide finanzielle Rücklage.

 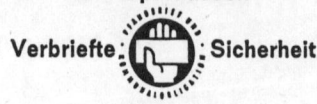

Am Morgen: *Sonnen,* im Anschluß kurzes *Augen-Abdecken* und *Palmieren.* Für die Größeren bietet sich das *lange Schwingen,* für die Kleineren die *Sonnenwiege* mit anschließendem *Augen-Abdecken* an.

Entsprechend Ihrer persönlichen Tagesgestaltung machen Sie Familienspiele wie zum Beispiel *Umwelt-Einatmen* im Freien oder zu Hause.

Am Nachmittag: Gehen Sie möglichst mit Ihrem Kind ins Freie, spielen Sie miteinander die *Sonnenwiege,* nehmen Sie sich ganz bewußt viel Zeit. Wenden Sie die geschlossenen Augen vom Sonnenlicht ab und warten in aller Ruhe, bis Nachbilder, Farben und Bewegungen verschwinden. Besprechen Sie mit Ihrem Kind die Nachbilder. Sehr schön ist im Freien auch das *lange Schwingen.* Bei schlechtem Wetter oder wenn Sie auf Grund anderer Umstände die Wohnung nicht verlassen können, machen Sie die *Fusionsübung* und das *kurze Schwingen.* Zwischendurch können Sie ohne viel Aufwand, ganz nach Lust und Laune, gemeinsame Merk- und Erinnerungsspiele sowie Vorstellungs- und Nachzeichnungsübungen durchführen. Bewegungs- und Entspannungsspiele passen immer in den Tagesablauf, ob in geschlossenen Räumen oder in freier Natur.

Am Abend erzählen Sie eine detailliert ausgefeilte Geschichte beim *Augen-Abdecken* oder *Palmieren.* Ist Ihr Kind noch nicht todmüde von einem ausgefüllten Tag, macht es noch einmal das *lange Schwingen.*

An Schultagen

Am Morgen vor der Schule: *Augenbad* in Wasser mit Zimmertemperatur oder einen kalten Augenguß, anschließend *Cross Crawl.* Achten Sie darauf, daß nach dem Frühstück noch vier Minuten Zeit bleiben für eine Massage der Augendruckpunkte. Um einen hektischen Tagesbeginn zu vermeiden, stehen Sie lieber eine Viertelstunde früher auf. Haben Sie verschlafen, verzichten Sie besser auf das Augentraining, als Ihr Kind unter Druck zu setzen. In der Schule können die Kinder, wie im Übungsteil ausgeführt, auch während des Unterrichts eine Menge für die Beweglichkeit der Augen tun. In den Pausen, besonders nach anstrengenden Stunden: *kurzes Schwingen, Haltungskorrektur* und *Augenguß*. Drängen Sie Ihr Kind aber niemals dazu, erinnern Sie es beiläufig daran, bevor es das Haus verläßt: «Wenn du während der Pause oder beim Turnen ohne Brille auskommst, können sich deine Augen sicher ein bißchen erholen. Aber mach das so, wie du es selber am besten findest.»

Auch die *Fusionsübung* mit den Blicksprüngen vom vorderen zum hinteren Zeigefinger und wieder zurück kann das Kind spielerisch immer wieder in der Schule machen, es kann den Zeigefinger natürlich auch durch Bleistifte, Lineal, etc. ersetzen.

Mittags, wenn das Kind nach Hause kommt, lassen Sie es sich vor dem Essen und den Schulaufgaben am besten erst austoben. Ist schönes Wetter und will das Kind hinaus, geben Sie diesem Wunsch nach – diese natürlichste Form der Entspannung kommt gewiß auch den Augen zugute. *Sonnen* sollte das Kind möglichst einmal täglich, am Spätnachmittag, im Freien oder zu Hause, vor der 120-Watt-Lampe. Anschließend kurz die Augen abdecken.

Umwelt-Einatmen, Fotografier- bzw. *Detektivspiel* eventuell im Freien, auch zu Hause sowie alternativ eingesetzt immer jeweils eines der Augen-Spiele. *Fusionsübungen* zwischendurch. Abends vor dem Einschlafen noch *Palmieren* bzw. *Therapie-Palmieren*, um eventuelle Probleme des Tages zu bewältigen. Das *lange Schwingen*, ehe das Licht im Kinderzimmer ausgeschaltet wird, lockert zum besseren Einschlafen verkrampfte Körper- und Augenmuskulatur.

Schielen

Allgemeines

Ihr Kind schielt, und deshalb schlagen Sie als erstes gleich dieses Kapitel auf?! Das ist natürlich verständlich, aber ich möchte Sie dringend darauf aufmerksam machen, daß *alle* im «Augentraining für Kinder» angegebenen Übungen und Verhaltensanleitungen einen *gemeinsamen* Hintergrund haben. Daher sollten Sie zum besseren Verständnis der besonderen Belange schielender Kinder das *ganze Buch* lesen. Immer wieder finden Sie grundsätzliche Überlegungen zum Thema Schielen und Übungen, die auch für schielende Kinder gedacht sind.

Vorausschicken möchte ich an dieser Stelle, daß Sie mit einem Kind, das schielt, unbedingt als erstes zum Augenarzt gehen müssen. Er wird entscheiden, ob eine Operation notwendig ist oder ob eine Geradestellung der Augen mit einer Schielbrille versucht werden kann. Augentraining kann die schulmedizinischen Maßnahmen lediglich erweitern und unterstützen.

Wenn Ihr Kind bereits eine Schielbrille verordnet bekommen hat, muß es diese nach Anweisung des Arztes auch ständig tragen. Während der hier vorgestellten Übungen darf es die Brille abnehmen. Wir schulen ohne Brille das zentrale Sehen und versuchen, die Augenmuskulatur zu entspannen. Dabei geht es vor allem darum, den Verspannungen und Verkrampfungen, unter denen schielende Kinder leiden, ganzheitlich entgegenzuwirken. Bei al-

117

len Übungen wird das gerade ausgerichtete Auge abgedeckt und mit dem schielenden Auge gearbeitet. Schielt Ihr Kind auf beiden Augen, decken Sie alternierend jeweils ein Auge ab. Bei Fusionsübungen, die die Zusammenarbeit beider Augen trainieren sollen, arbeitet das Kind selbstverständlich mit beiden Augen zugleich, also ohne Abdeckung.

Nach dem Üben setzt Ihr Kind seine Brille wieder auf. Was allerdings nicht bedeuten sollte, daß das Sehtraining damit abgeschlossen ist. In diesem Buch habe ich wieder und wieder betont, wie relevant Ihr Verständnis für die Ursachen der Verspannungen Ihres Kindes ist. Nur auf diesem Weg wird sich Ihr Kind aus einer inneren Anspannung lösen und somit auch der Augenmuskulatur die Möglichkeit gegeben, «loszulassen». All dies gilt auch für den Fall, daß Ihr schielendes Kind bereits operiert wurde. In gewisser Weise ist die operative Korrektur «kosmetisch»: Zwar blicken die Augen geradeaus, aber im Gehirn, der Befehlszentrale, sind verkrampftes Denken und Fühlen keineswegs «aufgelöst» oder geradegerichtet. Mit Ihrem Bemühen, «mit den Augen Ihres Kindes sehen zu lernen», schaffen Sie erst eine Basis für diese noch ausstehende «Lösung».

Postoperativ eignen sich alle der Altersgruppe Ihres Kindes angemessenen Sehtrainingsübungen, besonders diejenigen, die für ein «faules» Auge empfohlen sind, sowie die hier gesondert vorgestellten Schielübungen.

Im Babyalter

Orientieren Sie sich an den im Kapitel «Babys und Kleinkinder» vorgestellten Übungen und machen Sie zusätzlich von folgenden Vorschlägen Gebrauch, die die Augenmuskulatur stärken.

Erregen Sie möglichst oft die visuelle Aufmerksamkeit Ihres Babys. Nehmen Sie eine Rassel, die farblich auffällig ist, zum Beispiel als Mittelpunkt eine rote, dicke Kugel hat. Decken Sie nun ganz locker und zart mit der hohlen Handfläche das gesunde Auge des Kindes ab. Schielt das Kind auf beiden Augen, verfahren Sie wie oben beschrieben. Führen Sie das Spielzeug vor dem Auge zur Seite, entgegengesetzt zur Schielrichtung. Die Bewegung verläuft also in die Richtung, in die die Augenmuskulatur aufgedehnt werden soll.

Schielt das Kind zum Beispiel auf dem rechten Auge in Richtung Nase, bewegen Sie die Rassel vor dem rechten Auge auf die Schläfe zu.

Zunächst halten Sie den Aufmerksamkeitserreger auf Armeslänge entfernt, nähern ihn später bis auf ungefähr 15 cm der Nasenspitze des Kindes. Um das Kind mit dem Gegenstand vertraut zu machen, bewegen Sie die Rassel zuerst drei- oder viermal vor und zurück, bevor Sie die seitliche Bewegung ausführen. Schwenken Sie anfangs höchstens vier-, nach einigen Tagen höchstens sechsmal seitlich und verharren Sie zwischendrin stets vor der Nasenspitze des Kindes.

Wenn Sie bisher aufmerksam gelesen haben, wird es Sie nicht überraschen zu hören, daß auch diese Übungen nur in Situationen sinnvoll sind, in denen Ihr Kleines satt, munter und zufrieden ist. Das Augentraining hilft Ihrem Kind gar nicht, wenn es gerade weint oder riesigen Hunger hat.

Besonders bei den ganz Kleinen ist es wichtig, nicht jäh oder abrupt in die Übung einzusteigen. Auch Ihre eigene Stimmungslage ist ausschlaggebend; lassen Sie das Augentraining ausfallen, wenn Sie mit Ihren Gedanken woanders sind. Bitte, stellen Sie sich ganz bewußt auf Ihr Kind ein. Ihre Anstrengungen werden mit Erfolg belohnt, wenn Sie dem Kind das Gefühl vermitteln können, daß die Augentrainingszeit auch für Sie Momente besonders innigen Zusammenseins sind. Stimmen Sie sich auf die Übung mit Ihrem Baby ein, indem Sie sich selbst noch einmal vor

Augen führen, daß Sie jetzt Ihrem Kind zu einem besseren Sehvermögen helfen. Sagen Sie sich: Ich möchte in meinen Blick alle Liebe und Aufmerksamkeit legen, damit mein Kind sieht und spürt, daß ich ganz für es da bin.

Versuchen Sie wie selbstverständlich die Aufmerksamkeit des Kindes in die Richtung zu lenken, in die das Auge geradegestellt werden soll. Je größer Ihr Kind wird, um so mehr Abwechslung müssen Sie ihm bieten und bei der Auswahl der aufmerksamkeitserregenden Gegenstände zunehmend einfallsreicher werden. Zu Ihrer Anregung hier einige Vorschläge: Bei Dunkelheit erfinden Sie mit Hilfe einer kleinen Taschenlampe ein «Glühwürmchen». Umhüllen Sie deren leuchtendes Ende mit grünem Seidenpapier oder Stoffresten. Oder: Befestigen Sie an einem Fingerhut verschiedenste interessante Gegenstände aus Karton – einen kleinen Käfer, einen Vogel oder ein Kasperle-Gesicht. Ist das Kind nicht mehr allzu klein, können Sie mit Ratespielen beginnen. Lassen Sie es raten, welches Tier, welcher Gegenstand als nächstes vor seinem Auge vorbeiziehen wird. Kinder lassen sich gerne belohnen, wenn sie richtig geraten haben. Bestimmt schmusen auch Sie gerne und oft mit Ihrem Kind. In fließendem Übergang decken Sie mitten in Ihren Schmusestunden dem in Ihren Armen liegenden Kind das eine Auge ab und beginnen mit einer Übung. Reden Sie liebevoll und zärtlich mit dem Kind, erklären Sie ihm, was Sie gerade tun.

Für Kinder ab 4

In diesem Alter können die Augenschwenkübungen mit Schwungübungen kombiniert werden. Wir erweitern das «lange Schwingen», wie es im Kindergarten-Kapitel beschrieben wurde:

Spiegel-Schwung

Das Kind macht das lange Schwingen, steht dabei mit dem Rücken vor einem großen Spiegel. Bei den Körperdrehungen von links nach rechts und umgekehrt führt es gleichzeitig den Augenschwenk aus, indem es bei jeder Drehung hinter sich, entgegengesetzt zur Schielrichtung, in den Spiegel schaut. Zur Verdeutlichung: Schielt zum Beispiel das linke Auge nach links außen, muß sich das Kind bemühen, bei der Körperdrehung nach rechts so weit wie möglich nach hinten zu schauen.

Um diese Schwingübung zu variieren, lassen Sie sich wieder Ratespiele einfallen. Sie können sich selbst eineinhalb oder zwei Meter hinter das Kind stellen und einen aufmerksamkeitserregenden Gegenstand so halten, daß das Kind ihn mit aller Mühe gerade noch mit seitlichen Blicken einfangen kann.

Hütchen-Schwung

Den Zeigefinger auf der Seite des schielenden Auges schmücken Sie mit einem bunten Hütchen; schielt beispielsweise das rechte Auge, nehmen Sie den rechten Zeigefinger und decken das linke Auge ab. Wechseln Sie die Farbe des Hütchens nach Wunsch des Kindes. Das Kind nimmt die Grundhaltung des langen Schwingens ein, läßt jedoch die Arme nicht seitlich pendeln. Vielmehr hebt es die Arme und dreht sie, seitlich in Schulterhöhe ausgestreckt, mit der Körperbewegung. Während des Schwingens blickt das Kind immer auf das Zeigefingerhütchen. Spielen Sie zu den Schwungübungen entspannende und fröhliche Musik, die Ihr Kind besonders gerne hört.

Alle Schwungübungen eignen sich auch gut für Gruppenspiele. Besorgen Sie Augenbinden auch für die Freunde Ihres Kindes mit gesunden Augen, und spielen Sie gemeinsam mit den Kindern das Ratespielschwingen mit Musik, setzen Sie kleine Preise aus. Spielen Sie das «Augen-Nacht-Spiel», das Sie als «Blinde Kuh» kennen, bei dem beide Augen des Kindes abgedeckt werden, das die anderen fangen muß. Psychisch ist der Spaß am Spiel das beste Stärkungsmittel für Ihr Kind.

Für Kinder im Schulalter

Wie Sie schon erfahren haben, ist ein schulreifes Kind in der Lage zu begreifen, daß ihm das Augentraining hilft, das schielende Auge geradezurichten. Das motiviert ein Kind meist ausreichend, die beiden folgenden ganz speziellen Schielübungen mit höchstmöglicher Ausdauer zu wiederholen.

Handwedeln

Diese Übung ist eine altersgemäße Fortführung der frühkindlichen Augenschwenkübungen.

Das Kind setzt sich aufrecht hin, atmet tief durch und bedeckt das gesunde Auge mit der hohlen Handfläche.

Mit der freien Hand wedelt es ein paarmal vor dem schielenden Auge hin und her, vor und zurück. Sodann bewegt es diese Hand entgegengesetzt zur Schielrichtung, zum Beispiel: Schielt das linke Auge in Richtung Nase, wedelt die freie Hand in Richtung auf den äußeren Backenknochen. Danach wiederholt es die Bewegungen vom Anfang, also vor und zurück, und macht die gesamte Übung vier- bis fünfmal. Nach einer kurzen Pause beginnt es erneut.

Diese erste Übungsetappe sollte das Kind tagsüber so oft durchführen, wie es ohne Widerwillen mag. Nach etwa einer Woche

122

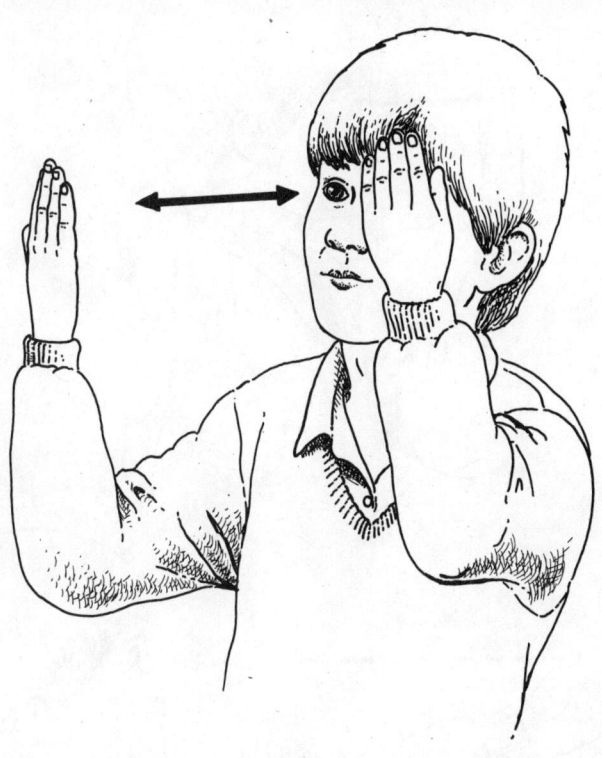

Eingewöhnungszeit steigert es das Pensum bis zu einer vierfachen Wiederholung. Später kann man das Handwedeln auf eine Dauer von maximal zwei Minuten ausdehnen.

Die obige Abbildung illustriert die Ausgangsposition, die das Kind bei der erweiterten Handwedel-Technik einnehmen soll. Ein Arm wird in Augenhöhe ausgestreckt, Daumen und ausgestreckte

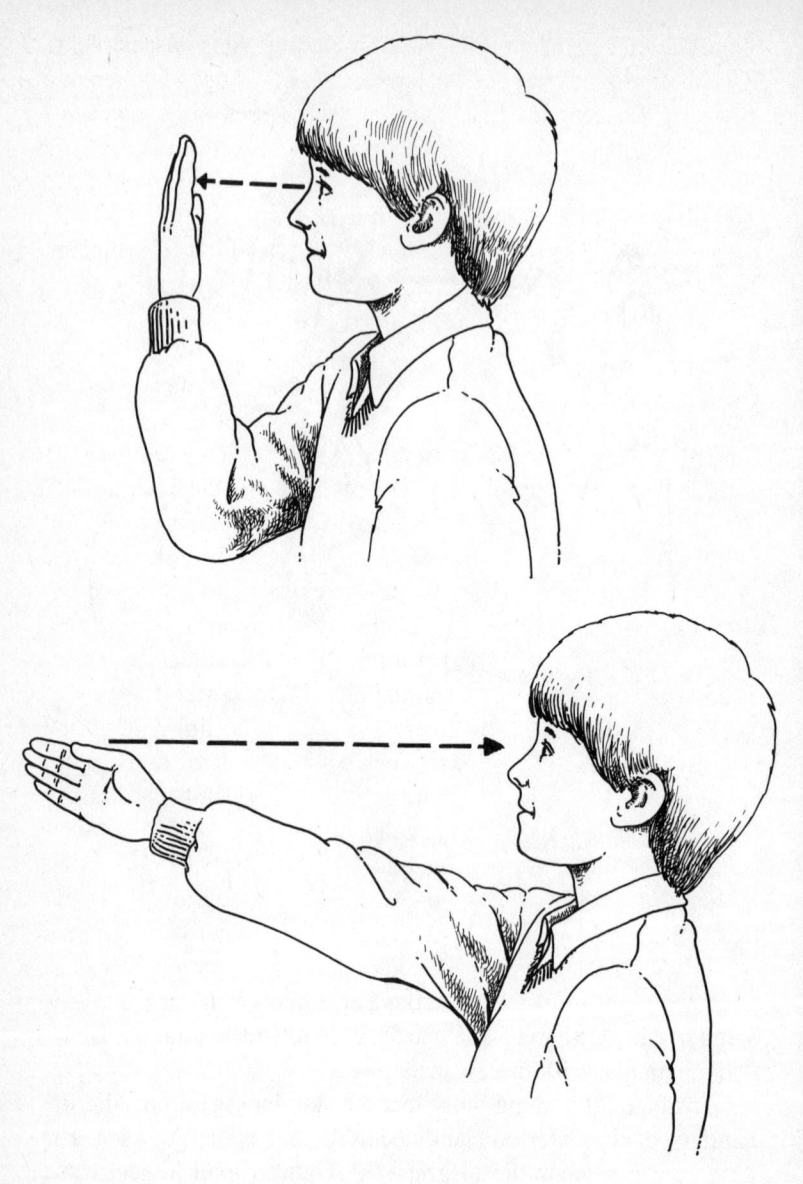

Hand bilden eine Linie. Die wie zum Karateschlag ausgestreckte Hand befindet sich vor der Nasenspitze. Beide Augen blicken nun exakt auf die Hand, die langsam auf die Nasenspitze zugeführt wird. Knapp davor wird die Hand um 90 Grad gedreht, so daß die Handfläche nun zum Gesicht weist. Beide Augen verfolgen, wie die Hand wieder langsam nach hinten ausgestreckt wird. Sodann wiederholt das Kind den gesamten Vorgang – bis zu sechsmal am Tag, wenn es dies will.

Stäbchenübung

Einmal am Tag sollte das Kind eine der folgenden Fusionsübungen machen. Abwechselnd mit der Schnurübung, die für Schulkinder schon beschrieben wurde, eignet sich die Stäbchenübung.

Sie benötigen zwei einfache Holzstäbchen, ein 50 cm langes, das Sie grün lackieren, und ein 20 cm kurzes, das Sie rot lackieren. Notfalls sind auch zwei Bleistifte oder die Daumen zu verwenden. Die verschiedenfarbige Lackierung hat eine besondere Funktion, da das Auge diese Farben besonders signifikant unterscheidet.

Das Kind nimmt das kurze rote Stäbchen in die linke Hand und hält es in etwa 15 cm Abstand vor die Nasenspitze. Das andere Stäbchen wird in die rechte Hand genommen und mit ausgestrecktem Arm genau hinter das rote gehalten.

Blickt nun das Kind auf das hintere grüne Stäbchen, muß das vordere rote doppelt erscheinen. Beim Blicksprung zurück auf das rote Stäbchen muß das hintere grüne doppelt gesehen werden. Probieren Sie das selbst aus. Klappt es? Dann können Sie diese Übung sicher Ihrem Kind verständlich erklären. Bitte achten Sie darauf, daß das Kind immer wieder gut durchatmet und blinzelt.

Die Doppelbilder der Stäbchen sind auch zu erreichen, indem das kurze rote dem grünen Stäbchen angenähert und wieder zurück in die Ausgangsposition gebracht wird.

Meistens ist es notwendig, das «Stäbchen-Spiel» am Anfang

schon nach einer halben Minute abzubrechen, weil das Kind sich dabei sehr anstrengt. Oft mogeln Kinder ein wenig, wenn man sie fragt, ob sie das Stäbchen nun doppelt sehen können. Rechnen Sie damit, daß Fusionsübungen nur ganz langsam und mit viel Geduld klappen.

Zum Schluß dieses Kapitels noch ein Tip: Verbinden Sie das Aufsetzen der «Piraten-Binde» für das Kind gefühlsmäßig mit Lebendigkeit, Fröhlichkeit und Abwechslung.

Jugendliche

Allgemeines für die Eltern

Ich glaube, wenn dieses Kapitel auf Ihr Kind zutrifft, werden Sie kaum noch vorbeugende Ratschläge benötigen. Vermutlich hat Ihr Kind bereits die «normalen» Stadien der Fehlsichtigkeit durchlaufen: ein seit dem siebten, achten Lebensjahr mehr oder minder starkes Ansteigen der Fehlsichtigkeit, in den meisten Fällen Kurzsichtigkeit.

Eltern haben es in diesem Lebensalter mit ihrem Kind nicht gerade einfach: Zum einen bedeutet die Pubertät für fast jedes fehlsichtige oder zur Fehlsichtigkeit neigende Kind einen «wahren Sprung» der Dioptrien-Zahl. Zum anderen werden während dieser Zeit so gut wie alle von den Eltern erteilten Ratschläge mit Inbrunst zurückgewiesen.

Wir haben in unserer Schule Dutzende von Halbwüchsigen, die mit ihren Eltern kamen, bereits nach einer Sitzung wieder «entlassen». Allein die Tatsache, daß die Eltern ihnen noch etwas, nämlich das Sehtraining, «aufhalsen» wollten, führte zu einem kaum aufzulösenden Sperrverhalten. Erfolgreiches Sehtraining setzt Freiwilligkeit voraus, unter Zwang hat es gar keinen Zweck.

Zunächst möchte ich Ihnen als Eltern Tips und Ratschläge für diese schwierige und konfliktbeladene Phase geben. Im letzten Teil dieses Buches wende ich mich direkt an den Jugendlichen, um an seine Eigenverantwortlichkeit zu appellieren. Machen Sie Ihr

Kind, das nun ein junger Erwachsener ist, beiläufig auf dieses Buch aufmerksam. «Vielleicht interessiert dich das?!» Lenken Sie in der Familie das Gespräch immer wieder auf Selbstheilmethoden, die sehr aktuell sind und auch Jugendliche interessieren. Erläutern Sie, daß das Sehtraining ein alternatives und ganzheitliches Heilverfahren ist.

Jeder Heranwachsende reagiert allergisch auf noch so gutgemeinte Ermahnungen wie: «Das ist gut für deine Augen.» Richtiger wäre wie folgt zu argumentieren: «In diesem Buch findest du, was du wissen mußt, wenn du keine Brille tragen möchtest. Ich weiß, es ist deine Sache. Wenn du willst, bekommst du jede Unterstützung beim Sehtraining.» Ein Weg, die innere Selbständigkeit akzeptieren zu lernen, ist, diesen nicht einfachen Lebensabschnitt mit den Augen des jungen Menschen zu betrachten. Ihn spüren zu lassen, daß Sie gewillt sind, seine Probleme nicht unbedingt von der Warte des Erwachsenen aus zu sehen. Versuchen Sie, Wertmaßstäbe, die Ihnen selbst vielleicht fremd oder falsch erscheinen, wenn schon nicht zu akzeptieren, so doch zumindest zu tolerieren.

Wenn es gelingt, eine familiäre Atmosphäre zu schaffen, in der Entscheidungen frei miteinander diskutiert und nicht autoritär getroffen werden, wächst auch die Bereitschaft, sich auf die Argumente des anderen einzulassen.

Wenn Sie Ihrem Sohn oder Ihrer Tochter nicht diktieren: «Das ist gut, das ist schlecht für dich», wird Ihnen auch wirklich «zugetraut», etwas aus Erfahrung besser zu wissen. Jugendliche durchschauen sehr rasch, wenn «gutgemeinte Ratschläge» zu nichts anderem dienen, als eigene Ansichten durchzusetzen. Lassen Sie Ihrem fast erwachsenen Kind stets die Chance, ja oder nein zu sagen. Ihm diese Freiheit zugestehen heißt, ihm das Vertrauen zu schenken, eigenverantwortlich richtig zu handeln. Um diesen Freiraum drehen sich im Grunde alle Konflikte in der Pubertät. Wir sollten Heranwachsenden diesen Freiraum zugestehen.

Ich werde versuchen, Ihrer Tochter oder Ihrem Sohn das Seh-training so nahezubringen, daß spürbar wird, wie man eigenver-antwortlich mit den Augen umgehen kann.

Letting Go

(A Song by Nora Minogue)

I used to wake up feeling tired
Slap cold, hard glasses on my face
My eyes, they just gave up seeing
And I became a basket case

Letting go, letting go, letting go,
A little bit more every day in every way

I'm teaching my eyes to centralize
I've thrown my plastic glasses away
I swing and I palm and I image,
And etch the sun grains while I play

Now I wake up clear and yawning
Imagining that I can fly
With my nose I sketch the dawning
Of a bright dynamic sky

Augentraining für Jugendliche

Es gibt einiges, das du über deine Augen wissen solltest. Du kannst viel für deine Augen tun. Du findest vieles nicht allein deshalb richtig, weil «man es so gewohnt ist». So sind viele Erwachsene noch immer der Meinung, man müsse eine Brille immer und unter allen Umständen tragen, obwohl das nur in den seltensten Fällen wirklich notwendig ist.

Wie ist das bei dir? Gehörst du zu denjenigen, die weit- oder kurzsichtig sind und die sich ein Leben ohne Brille gar nicht vorstellen können? Ich möchte dir in diesem Fall gleich gestehen, daß ich früher, in deinem Alter, mit «Ja» geantwortet hätte. Ich war so stark kurzsichtig, daß ich meine Brille sogar unter der Brause nur ungern abgelegt habe. Jede Minute ohne Brille, allein mit meiner unscharfen Umwelt, hat mich unglücklich gemacht. Meine Lebensumstände waren so ungünstig, daß es damals für mich völlig falsch gewesen wäre, auch nur teilweise auf meine Brille zu verzichten. Erst mit 45 Jahren habe ich mich dazu entschlossen, meine Brille bzw. meine Kontaktlinsen abzulegen.

Ich erzähle dir das, weil ich einerseits weiß, daß es für manchen jungen Menschen emotional nicht gut wäre, seine Brille abzulegen. Ich weiß heute aber auch, daß meine Augen sich im Laufe der Jahre nicht hätten bis auf minus 19 und 22 Dioptrien verschlechtern müssen. Ich hätte es gut gefunden, schon damals mehr über meine Augen zu wissen. Deshalb will ich für dich aufschreiben, was du für deine Augen tun kannst.

Ich will versuchen, dir nahezubringen, was ich aus eigener und den Erfahrungen vieler anderer Menschen gelernt habe. Vielleicht kannst du damit für dich etwas anfangen.

Grundsätzlich ist es für deine Augen wichtig, nicht ständig Brille oder Kontaktlinsen zu tragen. Bitte verstehe mich richtig, wenn du bereits so stark kurzsichtig bist, daß du nicht mehr ohne Anstrengung zum Beispiel auf die Tafel sehen kannst, dann wirst du deine Brille natürlich aufsetzen. Oder beim Radfahren, wenn du dich ohne Brille unsicher fühlen würdest. Es ist natürlich unsinnig, auf die Brille in Situationen zu verzichten, in denen man wirklich auf sie angewiesen ist.

Überlege dir einmal, wie oft diese Hilfe für dich ganz unverzichtbar ist. Probiere es mal, hin und wieder ohne deine Brille auszukommen; aber nur dann, wenn du selbst Lust darauf hast. Viele, vor allem junge Leute, auch ich selbst, spüren ohne Brille, wenn sie ihre Augen «freilassen», ein neues Gefühl der Freiheit. Ein Gefühl, das dir sagt, «du gibst mir eine Chance». Dieses Gefühl empfängst du durch deine Augen. Als Kind hast du vielleicht auch mit deinen Augen negative Gefühle aufgenommen, die du gar nicht brauchen konntest, so daß du deine Augen oft am liebsten «zugemacht» hättest. Erinnerst du dich daran?

Wenn du zu denjenigen gehörst, denen es möglich ist, ihre Brille für eine längere Zeitdauer abzulegen, als sie zu tragen, wirst du sehr bald sehen, daß deine Augen beginnen, sich zu bessern. Denn die Brille bewirkt folgendes: Du hast vielleicht schon in der Schule gehört, daß das einfallende Licht durch die Linse in deinem Auge gebrochen wird und dem Gehirn dann ein scharfes Bild liefert, wenn der Brennpunkt der gesammelten Lichtstrahlen exakt auf die Sehgrube der Netzhaut fällt. Ist dein Auge kurzsichtig, ist es eiförmig in die Länge gewachsen, so daß der Brennpunkt jetzt *vor* der Netzhaut liegt. Dein Problem: Du siehst dadurch in der Ferne unscharfe Bilder. Ist dein Auge weitsichtig, ist es eiförmig in die Höhe gewachsen, also zu kurz, als daß der Brennpunkt exakt auf der Netzhaut liegen könnte. Die Brille hat man so geschliffen, daß sie deinen Brechungsfehler im Auge ausgleicht. Du siehst scharf.

Das ist grundsätzlich eine feine Sache und wäre keine zwiespältige Angelegenheit, wenn so auch deine Augen besser würden. Dies aber ist nicht der Fall. Der wirkliche Grund des schlechten Sehens ist nicht aus der Welt geschafft, sondern nur korrigiert.

Deine Augen sind nämlich schlechter geworden, weil ihnen zuviel zugemutet worden ist, bis sich in dir alles zu verkrampfen und verspannen begann.

Wenn es dir bessergegangen ist, zum Beispiel in den Ferien oder in der Freizeit, haben sich deine Augen nicht «mitentspannen» dürfen, da du weiterhin die Brille getragen hast. Logischerweise können sich die Augen auch nicht entspannen, wenn Brille und Kontaktlinsen die Augen in ihren Brechungsfehler hineinzwingen. Durch die Brille schaust du unabhängig von äußeren Umständen und psychischen Verfassungen ständig gleich.

Wenn du die Brille zumindest zwischendurch absetzt, läßt du deine Augen «frei», und sie können sich erholen.

Vielleicht kannst du dich entschließen, mit dem Augentraining zu beginnen. Dann versuche zunächst, mit deiner Brille «neu umzugehen». Sprich bitte vorher mit deinen Eltern darüber, sie stehen dieser Idee grundsätzlich zustimmend gegenüber und werden dich bestimmt unterstützen.

Beobachte intensiv, wie es deinen Augen geht. Du wirst ein sicheres Gefühl dafür entwickeln, wann deine Augen besonders angestrengt werden. Wenn du scharf sehen mußt, benutzt du natürlich Brille oder Kontaktlinsen.

Gutes Sehen ist viel stärker, als man gemeinhin annimmt, auch von psychischen und emotionalen Faktoren abhängig. Beziehe deine Umgebung, deine Freunde, vor allem deine Familie in deinen Versuch ein, mit deinen Augen bewußt umzugehen. Versuche beispielsweise, mit deinen Eltern über Probleme zu reden, mit denen du nicht allein zurechtkommst. Du wirst vielleicht darüber staunen, welche positive Reaktion deine Frage «Ich komme da nicht zurecht, willst du, wollt ihr mir helfen? Können wir darüber reden?» hervorruft. Du hast vielleicht schon so manches Mal selber den Eindruck gehabt, daß viele Familienprobleme auch «mit den Augen der Eltern» zu sehen sind. Vermutlich befürchten sie oft, daß du dich vor ihnen «zumachst», daß du mit ihnen nicht mehr reden willst, besonders nicht über deine Probleme. Sie haben – wie alle

135

Eltern – nicht immer so reagiert, wie du dir es gewünscht hast. Sie waren immer wieder «die Stärkeren», weil sie zu bestimmen hatten. Das hat dich hilflos und wütend gemacht, nicht wahr?

Kinder haben das Recht, zu erwarten, daß alles in ihrem Sinne geschieht. Denn sie selbst können ihr Leben ja noch nicht in die Hand nehmen. Aber du bist eigentlich schon erwachsen genug zu verstehen, daß Eltern auch nicht mehr tun können, als sich zu bemühen. Hast du schon einmal bedacht, daß sie sehr oft an den Grenzen ihrer Kraft oder ihres Wissens sind? Versuche mal, ihnen etwas entgegenzukommen.

Wenn du dich erstmalig entschließt, deine Brille abzunehmen, dir die Welt einmal ganz bewußt ohne Sehhilfe anzuschauen, schlage ich dir vor: Geh an einen möglichst ruhigen, angenehmen Platz, den du magst. Am schönsten wäre das vermutlich irgendwo draußen, in der Natur. Aber es genügt sicher auch ein ungestörter Winkel in einem Park, einem Garten. Natürlich kannst du diesen «Schau-Versuch» ohne Brille auch in einem Zimmer machen. Such dir dazu eines aus, in dem du dich gut fühlst. Überleg dir, ob du nicht eine Freundin oder einen Freund mit einer Brille hast, die oder der sich auch für das Sehtraining interessiert. Wenn ihr, vielleicht sogar eine kleine Gruppe von Brillenträgern, schon um 15, 16 Jahre seid, werdet ihr wie viele andere junge Leute Umweltschutz und Selbsterfahrung besonders wichtig finden. Sehtraining ist vor allem auch Selbsterfahrung. Selbsterfahrung mit, durch und für die Augen. Wenn ihr euch zum erstenmal die Welt ohne Brille bewußt anschaut, ist eine gute Stimmung das wichtigste. Das gilt natürlich auch, wenn du allein den Anfang machst.

Umgebung und Musik sollen zu dieser Stimmung beitragen, dich oder euch «einstimmen». Wichtig ist, daß ihr euch locker fühlt, daß ihr «aufnehmen» wollt. Legt eine Platte mit ruhiger Musik auf, im Freien hat vielleicht einer eine Gitarre mit. Setzt euch am besten auf den Boden. Dann nehmt ihr eure Sehhilfe ab. Schaut euch ruhig um. Schaut euch ruhig an. Spürt die Musik, spürt vielleicht den Wind, der in diesem Moment im Freien weht.

Spürt einen Geruch. Spürt, was vom anderen ausgeht. Laß dich in Ruhe auf dein Gefühl ein. Das ist anfangs immer am schwersten. Wenn ihr von diesem ersten Schauen ohne Brille genug habt, macht sanft die Augen zu und spürt nach. Macht dann die Augen wieder auf. Schaut euch wieder um, schaut euch wieder an. Wenn euch das Ganze peinlich ist, dann lacht und sprecht dieses Gefühl aus. Jeder darf, jeder soll dem anderen sagen, wie ihm zumute ist. Sprecht darüber, wieviel ihr tatsächlich seht.

Wenn euch das gelingt, werdet ihr eine wohltuende und positive Erfahrung miteinander machen. Ich möchte, daß du verstehst, daß es nicht so sehr darauf ankommt, wie scharf man sieht, sondern darauf, wie man sich beim Schauen fühlt.

Neu anschauen bedeutet nicht, gedankenlos irgendwo hinzustarren oder etwas krampfhaft zu fixieren, um es ganz scharf zu sehen. Neu schauen, das heißt erst einmal, die scharfe Sicht nicht zu erzwingen, sondern mit dem guten Gefühl zufrieden zu sein, das sich auch beim unscharfen Sehen einstellen kann. Versuche einmal, das, was du gerne scharf sehen würdest, locker, gut atmend, mit Blicken zu umwandern.

Um dieses neue Schauen kannst du dich in deinem Alltag bemühen. Probiere zu schauen, als würdest du die Umwelt mit den Augen streicheln wollen. Umwandere den Menschen, den du magst, mit Blicken, schau ihm kurz in die Augen, schau hinauf auf sein Haar, hinunter auf seinen Körper.

Richtig schauen heißt, niemals auf einen Punkt zu starren, niemals zu fixieren, sondern den Blick, die Augen, den Kopf und auch den Nacken möglichst beweglich zu halten.

Mach dir dies so selbstverständlich zu eigen, daß es dir immer wieder einfällt. Egal, ob das in der Freizeit ist und du vielleicht keine Brille trägst oder in der Schule, wenn du die Brille auf der Nase haben mußt, denke immer wieder: Ich soll nicht starren. Ich soll umwandern. Ich sollte auch an das denken, was ich gerade sehe.

Da könnt ihr oder kannst du schon die erste richtige Übung machen mit der Musik, bei offenem Fenster.

Langes Schwingen

Stellt euch, stell dich mit leicht gespreizten Beinen möglichst lokker hin. Laß die Arme pendeln, den Kopf hebst du mit dem Kinn leicht nach oben. Er soll nach oben gestreckt sein, so, als zöge ein Magnet deinen Kopf magisch nach oben. Wiege dich nun langsam, rhythmisch, eventuell nach einer passenden sanften Musik von einem Fuß auf den anderen. Wenn du dich seitlich «eingependelt» hast, achte darauf, daß du tief und voll atmest. So richtig «aus dem Bauch heraus».

Dann drehst du dich mit der rechten Schulter so weit nach links, daß dein Oberkörper parallel zur linken Wand steht. Dann dreh dich zurück, so lange, bis dein Oberkörper parallel zur rechten Wand steht. Das wiederholst du. Gib dich dem Rhythmus deines Körpers und der Musik hin. Versuche, mit deinen Blicken leicht über alles hinwegzugleiten, was sich deinen Augen bietet, über Nahes und Fernes. Hast du das Gefühl, es ist genug, beende die Übung. Hüpf danach zur Auflockerung einige Male auf und nieder.

Dieses lange Schwingen, mit dem du deine Augen dazu «erziehst», über deine Umwelt hinwegzugleiten, nicht zu starren, entspannt deinen ganzen Körper.

Damit kennst du eine erste klassische Übung jedes Erwachsenen-Sehtrainings. Mache sie, sooft du Lust und Gelegenheit hast. Am Abend, vor dem Einschlafen, tut sie dir besonders gute Dienste. Vor allem dann, wenn du im Bett noch gelesen hast oder deine Augen sehr angestrengt sind. Stell dich neben dein Bett, summe vor dich hin und «schwinge», so kannst du dich gut entspannen.

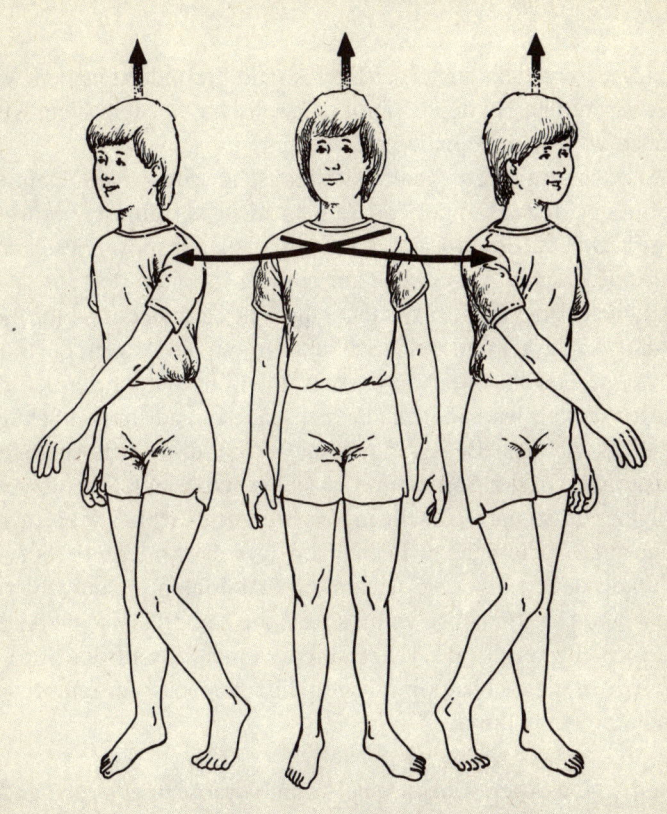

Sonnen und Palmieren

Beide Übungen kannst du allein oder mit Freunden machen. Vielleicht will dir auch deine Familie Gesellschaft leisten. Überleg dir selbst, wen du dabeihaben möchtest.

Sonnen kannst du ebenfalls zu Hause und im Freien. Damit du bei bedecktem Himmel das Sonnen nicht versäumst, besorg dir eine 120-Watt-Flood-Lampe und einen Klemmspot. Diesen befestigst du dann in Augenhöhe vor deinem «Sonnen-Platz».

Ihr setzt oder stellt euch locker hin, das Gesicht der Sonne zugewandt. Langsam und weich schließt ihr nun die Augen, die Sonne auf dem Gesicht intensiv spürend. Dann drehst du den Kopf so lange, so weit wie möglich zur rechten, dann zur linken Schulter. Wiederhole diese Bewegung. Dein Gesicht dreht sich, solange du Lust hast, vor der Sonne, und du siehst vor deinen geschlossenen Augen den Sonnenball schwingen. Bleib zum Schluß noch ein bißchen mit geschlossenen Augen sitzen, öffne sie sanft und behutsam.

Dann deckst du deine Augen mit den hohlen Handflächen ab, die Hände sind leicht gewölbt, so daß die Handflächen die Augäpfel nicht berühren, die Fingerspitzen hältst du auf der Stirn gekreuzt. In dieser Position ruhst du dich möglichst im Schatten aus und atmest tief durch.

Das Augen-Abdecken ist eine Grundvoraussetzung für das *Palmieren*, das ich jetzt vorstellen möchte.

Das Wort kommt von englisch «palm», der Handfläche. Zunächst versuche zu spüren, wie die von deiner Hand ausgehende Wärme dir und vor allem deinen Augen Kraft gibt, ihnen wohltut. Das ‹Handauflegen› kannst du überall und immer dann praktizieren, wenn es dir rundherum ‹reicht›, wenn du mit deinen Gedanken allein sein willst. Auch in einer Gruppe Gleichgesinnter kann man natürlich palmieren, sich über die neuen Erfahrungen austauschen.

Zum Palmieren legst du dich (oder legt ihr euch) auf den Boden, nimmst die beschriebene Handhaltung ein, mit einem Kissen auf der Brust zur Abstützung der Ellbogen. Diese Übung kann man auch im Sitzen durchführen, dabei setzt du dich mit durchgestrecktem Rücken, leicht nach vorn geneigt, an einen Tisch und lagerst die Ellenbogen auch auf einem Kissen. Überaus wichtig ist die wie von einem Magneten zur Decke gezogene Haltung des Kopfes. In der Gruppe beginnt einer eine Geschichte zu erzählen, die sich alle bildlich vorstellen. Es geht darum, die Bilder wie einen Film vor den Augen abrollen zu lassen. Versuche, jedes Detail, jede Bewegung mit geschlossenen Augen wahrzunehmen, auf diese Weise trainierst du die Augäpfel in entspanntem Zustand. Probier es kurz aus und beobachte dich dabei: Schließe die Augen und stell dir vor, daß ein kleines, weißes Auto von links nach rechts fährt... Spürst du, wie sich deine Augäpfel mitbewegen? Die Geschichten, die du (oder ihr) palmierst, sollten möglichst ausgeprägte (seitliche wie horizontale) Bewegungsabläufe umfassen. Menschen, Dinge, die Natur gilt es mit größtmöglicher Detailgenauigkeit visuell zu erfassen, um die Augenmuskeln zu aktivieren. Palmieren ist so etwas wie «Aerobic für Augenmuskeln». Zum Palmieren eignen sich Filmszenen ebenso wie persönliche Erfahrungen und Begebenheiten, die dir in deinem Leben wichtig gewesen sind. Palmieren für Fortgeschrittene ist das Therapie-Palmieren; dabei werden nicht nur die Augenmuskeln und das Vorstellungsvermögen trainiert, sondern innere Probleme angegangen, die ursächlich zu Verspannungen und Verkrampfungen führen. Diese Übung möchte ich anhand eines Beispiels erklären.

Stellen wir uns wieder vor, daß du mit ein, zwei Freunden zu einer gemeinsamen «Augen-Stunde» zusammengekommen bist. Ein Freund erzählt: «Ich weiß nicht, warum ich euch das heute gerade erzähle, aber mir ist das jetzt eingefallen. Es ist schon fast vier Jahre her, ich war damals noch nicht einmal zwölf. Es war in der Schule. Ich sehe die Lehrerin noch genau vor mir. Sie saß niemals an ihrem Tisch, sondern immer auf der ersten Bank. Stellt euch das genau vor: Sie hockte immer auf dem ersten Ecktisch im Mittelgang. Sie war klein und dick. Stellt euch also eine kleine dicke Person vor, wie eine Kröte, hab ich immer gedacht. Sie hatte blondgefärbtes Haar, geringelt um das dicke rosige Gesicht. Zeichnen wir miteinander diese Ringellocken. Kreisen wir mit den Augen, als ob wir eine Spirale zeichnen würden. Von der Mitte aus kreisen wir nach rechts, dann zeichnen wir das nächste ‹Löckchen› mit der Nase nach links, gegen den Uhrzeigersinn. Jetzt widmen wir uns der anderen Gesichtshälfte, kreisen mit den Augen wieder nach oben, nach rechts, nach links. Nun haben wir das Gesicht vor uns . . . ihre Brillengläser funkelten immer, sie waren so dick, daß man die Augen kaum gesehen hat. Stellt euch die Brille vor, eine kleine Nase, die immer glänzte, darunter ein kleiner Mund, dunkelrot geschminkt. Wir ziehen die Lippen mit der Nasenspitze nach, auch wenn wir kein gutes Gefühl dabei haben, ihr Hals war kurz und dick, meistens trug sie eine helle Bluse, die Arme waren kurz und dick wie die Hände. Sie hat vor allem mit den Händen gesprochen . . . auf und ab . . . auf und ab. Ihr wißt ja, wir sollen das mit den Augen mitmachen . . . So saß sie also, schwer und krumm, mit einem dunklen Rock. Ich saß in der letzten Reihe, dicht vor mir ein Mädchen mit langen schwarzen Haaren. Ich hab, weil mir so langweilig war, immer auf diese Haare vor mir geschaut und dann wieder auf die Lehrerin und wieder auf die Haare und dann auf das offene weiße Heft vor mir. Schaut ihr jetzt mit den Augen hinunter? Ich hab damals nicht aufgepaßt, und plötzlich hör ich, wie sie meinen Namen schreit . . . ich spring auf . . . ich seh ihr voll ins Gesicht, das ganz verzogen ist vor Wut. Sie wurde immer so rasch zornig. ‹Ich hab dich schon zweimal gefragt›, schreit sie, ‹hast du mich nicht gehört?› ‹Nein›, sag ich, ‹Entschuldigung.› Da lacht sie, es war ein richtig gemeines Lachen, ich seh es noch immer in ihrem Gesicht. ‹Na weißt du›, sagt sie, mit einer vor Gemeinheit ganz gedehnten Stimme, ‹soviel Faulheit wie bei dir, das ist zuviel.› Sie lachte wieder: ‹Das kommt wahrscheinlich daher, daß du eine solche Kugel bist. Weißt du, ich war ja als Kind auch dick, aber so fett wie du ... war ich doch nie!› Sie hat wieder gelacht und die meisten in der Klasse mit ihr. Ich hab mich hingesetzt, mein Nachbar hat mich in die Rippen gestoßen und gezischt: Heul nicht, sonst freut sie sich noch. Da bin ich ganz still sitzen geblieben. – So, und jetzt können wir alle die Hände wegnehmen und die Augen wieder aufmachen.»

Nach einer solchen Erzählung werdet ihr betroffen sein, dem Freund Mitgefühl entgegenbringen. Dem, der die Geschichte erlebt hat, werden vielleicht die Tränen kommen, die er damals nicht geweint hat. Tröstet ihn.

Ein zweiter Schritt beim Therapie-Palmieren widmet sich dem Zorn. Zorn ablassen ist ganz wichtig, damit sich Verspannungen lösen. Arbeite mit deinem Zorn, schlag mit den Fäusten auf dein Bett, bis du dich leichter fühlst. Eine gute Möglichkeit, aufgestaute Wut konstruktiv umzusetzen, ist die nächste Übung.

Holzhacken

Stell dich breitbeinig hin, dein Becken leicht vorgeschoben. Halte deine beiden Hände in Brusthöhe leicht vorgestreckt und stell dir dabei vor, du umklammerst eine Axt. Schau mit deinen Augen auf deine Hände, die du langsam, vor deinen Augen, mit der «Axt» in der Hand, in die Höhe ziehst. Hol so weit nach oben aus, wie du kannst, dann schlage von oben nach unten zu, so als würdest du mit aller Kraft ein Stück Holz spalten.

Während du die Hände hochhebst, atmest du tief ein, beim Schlagen nach unten fest aus. Ist dir dabei danach zumute, wütend zu schreien, tu das ruhig. Laß deine ganze, sonst unterdrückte Wut hochkommen und wiederhole die Übung so lange, bis deine Wut «verraucht» ist. Danach wirst du dich wahrscheinlich erschöpft fühlen. Mach diese Übung auch, wenn du dich deprimiert fühlst und du kraftlos bist. Du wirst beim «Holzhacken» spüren, wieviel Energie zum Widerstand du in dir hast. Danach hüpfe ein wenig, schließe kurz die Augen und höre Musik, die dir guttut.

Das ist das Wesen des Therapie-Palmierens: Im ersten Schritt spürt man der Spannungssituation nach, im zweiten reagiert man die Wut ab, um in der dritten Phase des Therapie-Palmierens eine Lösung zu finden.

Es geht um positive Lösungen für belastende Situationen, «zuschlagen» hilft ja nicht wirklich weiter. Erarbeite dir, vielleicht in der Gruppe, wie du hättest konstruktiv reagieren sollen, um nicht mit einem Gefühl der Niederlage aus der Situation herauszugehen. Für das nächste Mal kannst du lernen, dir selbst antrainieren, wie man belastende Situationen gut meistern kann. Stell dir für dich vor, wie du wohl in der Beispielsgeschichte hättest reagieren können.

Ich möchte dir dazu etwas sagen: Der Junge hätte sich die Lehrerin wirklich anschauen sollen. Er hätte gesehen, daß sie aus sich einen Menschen gemacht hat, der von keinem gemocht wird. Er hätte einen Menschen gesehen, der sicher schon als Kind unter seinem «Dicksein» gelitten hat und das jetzt andere spüren läßt. Eine sehr armselige und eher bemitleidenswerte Reaktion für einen Erwachsenen.

Wenn du dich auf eine solche gelassene Sehweise einlassen kannst, wirst du erfahren, daß Rachegefühle verfliegen können und damit der Kopf frei wird für ein neues, nicht durch Wut blockiertes Denken.

Beim Therapie-Palmieren holt man sich die Situation noch einmal vor Augen und spielt die fragliche Situation noch einmal durch. Dabei ergeben sich ganz neue, ungeahnt befreiende Reaktionsmöglichkeiten. Der Junge hätte zum Beispiel ganz ruhig sagen können: «Sie sind jetzt nicht sehr fair zu mir gewesen.» So entsteht weder Zorn noch Hilflosigkeit. Denn man spürt, daß der andere der Schwächere war.

Therapie-Palmieren kann ein Gefühl der Freiheit vermitteln, eine Sicherheit geben, Situationen, die man zuvor nicht gemeistert hat, nun bewältigen zu können.

Erarbeitet, wenn es geht, in einer Gruppe gute, faire Lösungen für eure Ängste und Spannungen, reagiert euch ab und entwickelt etwas Konstruktives.

Nach dem geglückten Therapie-Palmieren belohnt euch, schwingt noch ein bißchen zur Musik und nehmt noch einmal die Haltung ein, die dieses gute Gefühl auslöst. Dann strafft sich der ganze Körper, und man sieht euch an, daß ihr keine «gekrümmten Menschen» seid.

Umwelt einatmen

Diese Übung solltest du, sooft du magst, draußen in der freien Natur, an deinen Lieblingsplätzen machen. Konzentriere dich auf deinen Atem. Atme tief, aus dem Bauch heraus, durch. Versuche, beim Einatmen ganz bewußt wahrzunehmen, wie auch deine Augen mit-«einatmen». Während des kräftigen Ausatmens läßt du das Gefühl des Ausatmens in dir aufsteigen, bis du bemerkst, daß durch deine Augen der nächste Gegenstand, ein Baum oder eine Blume, «in dich hineinfließt». Es ist überaus wichtig, daß du dich auf dieses «In-dich-Hineinfließen» der äußeren Gegenstände wirklich einläßt. Dabei bringst du deine Augen nämlich genau in jene Situation, in der sie einmal mit Blockaden zu reagieren begonnen haben. Du kannst die zurückgenommene Organarbeit auf diesem Weg wieder aktivieren.

Augenbäder und Massagen

Am Morgen kannst du deine Augen mit einem kalten Augenguß oder einem Augenbad kräftigen und stärken. Dazu braust du, den Schlauch seitlich haltend, die Augen mit kaltem Wasser ab oder tauchst dein Gesicht in eine mit kaltem Wasser gefüllte Schüssel. Bleibe zwei, drei Sekunden unter Wasser, öffne die Augen und laß sie kreisen. Dann «tauchst du wieder auf», atmest tief durch. Diesen Vorgang wiederholst du fünf- oder sechsmal. Dies ist eine gute Linderungsmethode für überanstrengte, rote, trockene oder jukkende Augen.

Am Morgen, vor der Schule, empfehle ich dir eine «chinesische Augenmassage». Du massierst dabei jene Druckpunkte im Gesicht, die deine Augen und deine Konzentrationsfähigkeit stimulieren. Massiere jeden der Druckpunkte, die wir auf Seite 100 des Buches aufgezeichnet haben, etwa eine halbe Minute und genau nach Anweisung. Probier zuerst selbst einmal aus, und dann zeig's auch deinen Freunden.

Cross Crawl

Die Übung wirkt vor allem in Streßsituationen entspannend. Du «hüpfst» erst zur Auflockerung, stellst dich dann wie zum «Marschieren» hin, hebst das abgewinkelte rechte Knie und führst es in einer kraftvollen Bewegung vor das linke Knie. Gleichzeitig schwingst du beide Arme nach rechts. Dann gehst du in die Ausgangsposition zurück und wechselst die Richtung: linkes Knie vor das rechte, Arme in Richtung linke Hüfte. Es ist wichtig, daß du beginnst, in gleichmäßigem Rhythmus zu «marschieren» und

rechts und links gleich kraftvolle Bewegungen zu machen. Nach
drei, vier Minuten hörst du auf, hüpfst wieder ein bißchen und bist
dem Tag besser gewachsen als vorher.

Diese Übung regt nämlich deine beiden Gehirnhälften an,
gleichmäßig zu arbeiten, was sie im Zustand nervöser Anstrengung nicht tun.

Schulterkreisen

Laß beide Schultern mehrere Male nach vorn und dann nach hinten kreisen. Beuge den Kopf so weit nach vorn, bis das Kinn fast
die Brust berührt, und führe ihn dann so weit in den Nacken, wie
du nur kannst.

Jetzt drehst du das Gesicht mehrere Male ganz sanft so weit wie
möglich erst zur linken, dann zur rechten Schulter und wieder zurück. Wiederhole den ganzen Ablauf bis zu zwei Minuten, die
Nacken- und Schulterpartie lockert sich, und der für Kopf und
Augen zuständige Stoffwechsel wird angeregt.

Ballspiele

Ballspiele werden zu einer Augenübung, wenn du den Ball mit
Blicken verfolgst, also nicht aufs Ziel vorausschaust. Besorg dir
einen tennisballgroßen Ball, nimm deine Brille ab, wirf den Ball
hoch in die Luft, bleib mit dem Blick «am Ball». Wirf ihn gegen
eine Wand, von der du immer weiter weggehst, bis dein Zielpunkt

ganz unscharf wird, verfolge stets den Ball mit Blicken. Du kannst auch mit zwei Bällen arbeiten. Nimm zusätzlich einen etwas kleineren Ball. Wirf zuerst den Ball aus der rechten Hand hoch und behalte den Blickkontakt wie zuvor bei. Während der Ball noch fliegt, nimmst du den Ball aus der linken Hand in die rechte. Mit der frei werdenden linken Hand versuche den fliegenden Ball wie ein Jongleur aufzufangen. Wiederhole den Vorgang. Laß den fliegenden Ball niemals aus den Augen.

Lade deine Freunde ein, mit dir «Augen-Ball» zu spielen, ihr werdet sehen, die Blicktechnik ist schwerer, als man glaubt. Kontrolliert euch gegenseitig. So trainiert man die willkürliche und unwillkürliche Augenmuskulatur spielerisch.

Fusionsübungen

Bei den meisten Fehlsichtigen ist die Sehkraft beider Augen unterschiedlich gut. Vielleicht gehörst du auch zu denjenigen, die auf einem Auge mehr Dioptrien haben als auf dem anderen. Hinter der Brille nun wird das schwächere Auge immer «fauler», seine Leistung läßt zusehends nach. Das andere Auge wird doppelt belastet, was auf die Dauer auch nicht zur Besserung beiträgt. Die folgenden Übungen dienen dazu, beide Augen zum gleichmäßigen Arbeiten anzuregen.

Halte den linken Daumen ca. 15 cm vor deine Nasenspitze. Den rechten Arm streckst du aus und hältst den rechten Daumen genau hinter den linken. Nun schaust du auf den linken Daumen, mit beiden Augen. Wie viele rechte Daumen dahinter siehst du? Zwei? Prima, du hast beide Augen zum gleichmäßigen Schauen gebracht!

Hast du etwas Routine beim Blicksprung, versuche mal die nächste Übung. Die Ausgangsposition ist wie bei der vorherigen Übung.

Du faßt bewußt einen Gegenstand ins Auge, den du hinter deinem ausgestreckten Daumen siehst, zum Beispiel eine etwas entfernt stehende Stehlampe. Gelingt es dir, beide Daumen doppelt zu sehen? Spring mit deinem Blick von der Stehlampe auf den vorderen Daumen zurück und umgekehrt. Übe so lange, bis du es zu anstrengend empfindest. Vergiß nicht, während der Übung immer wieder tief durchzuatmen und zu blinzeln.

Übung mit der Schnur

Auch diese Übung wirkt sich positiv auf die Fusion, die Zusammenarbeit beider Augen, und die Akkommodation, das Sehen von Nahem und Fernem, aus. Besorg dir einen etwa 4 m langen Strick und knüpfe im Abstand von 15 cm Knoten hinein. Befestige die Schnur an einem Ende zum Beispiel an einem Fensterriegel, und halte das andere Ende vor die Nasenspitze. Nun schau konzentriert auf den ersten Knoten, gabeln sich dahinter scheinbar zwei Schnüre, so daß du ein «X» erkennst? Dann arbeiten deine beiden Augen richtig. Wenn nicht, atme tief durch, blinzle und versuche es erneut. Wenn es dir gelingt, deine Augen korrekt zu fusionieren, siehst du die Schnur als ein «X». Der Knoten erscheint dir als Kreuzungspunkt, mit einem kurzschenkeligen X-Teil zu dir hin, weiter von dir weg in Richtung Fenster mit einem langschenkeligen X-Teil. Spring mit den Augen vorwärts bis zum letzten Knoten und wieder zurück.

Diese Übung ist anstrengend, ein hartes, aber wichtiges Training für deine Augen. Mach es, sooft du dich dazu überwinden kannst. Kontrolliere dich selbst, oder beobachtet euch gegenseitig in der Gruppe, wie viele Blicksprünge nacheinander bewältigt werden können.

Lesen und Fernsehen

Zum Abschluß noch ein paar Worte zu Lesen und Fernsehen. Beide Beschäftigungen sind für deine Augen nicht gerade erholsam. Für jeden echten «Bücherwurm» gibt es jedoch für das Lesen keinen richtigen Ersatz. Ich kann dir nur empfehlen zu bedenken, daß Lesen anstrengende «Feinarbeit» für deine Augen ist! Entlaste sie daher, soviel du kannst. Teile dir deinen Lesestoff ein, «gönne» dir das Lesen, lies aber nicht stundenlang ohne Pause, schon gar nicht bei schwacher, künstlicher Beleuchtung. Deine Eltern wissen aus meinem Buch, welche Beleuchtung für die Augen gesund ist, sprich mit ihnen über die Beleuchtung, die du an deinem Schreibtisch und an deinem Leseplatz hast. Blicke beim Lesen immer wieder von deinem Buch auf, schließe öfter die Augen kurz, laß sie kreisen. Zur Entspannung zwischendurch eignet sich das Schulterkreisen, achte auch darauf, daß du dich immer wieder zwischendurch bewegst. Nach dem Lesen hilft ein Augenbad. Wenn du schon abends im Bett liest, was du übrigens möglichst unterlassen solltest, dann lockere deine Augenmuskeln vor dem Einschlafen zumindest noch mit dem langen Schwingen auf.

Beim Fernsehen achte bitte grundsätzlich darauf, dir nur bewußt ausgesuchte, einzelne Sendungen anzuschauen. Laß auch während der Sendung den Blick im halberleuchteten Zimmer schweifen und springen. Umwandere hin und wieder mit sanftem Augenkreisen auch den Bildschirm. So vermeidest du schädliches Starren. Durch tiefe Atmung, Haltungskorrektur und Blinzeln hältst du die Belastung der Augen auch bei diesen Beschäftigungen zumindest in Grenzen.

Zum Abschluß noch «Toi, toi, toi!» für dich und deine Augen. Ich wünsch dir, daß es dir gelingt, mit ihnen wie mit guten Freunden umzugehen. Nimm Rücksicht auf sie – und sie werden es dir lohnen.

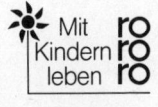

Mit
Kindern
leben
rororo

C 2181/2d

Mit Kindern leben

Arbeitsgruppe Kinderschutz (Hg.)
Gewalt gegen Kinder
Kindermißhandlungen und ihre Ursachen
(6934)

Tobias Brocher
Wenn Kinder trauern (7950)

Lucille K. Forer/Henry Still
Erstes, zweites, drittes Kind . . .
Welche Bedeutung hat die Geschwister-
folge für Kinder, Eltern und Familie
(7471)

Fricke/Klotz/Paulic
Sexualerziehung
Handbuch für die pädagogische Gruppen-
arbeit, für Berater und Eltern (7684)

Thomas Gordon
Familienkonferenz
Die Lösung von Konflikten zwischen
Eltern und Kindern (7347)
Familienkonferenz in der Praxis
Wie Konflikte mit Kindern gelöst werden
(7461)

Gunhild Grimm/Inga Bodenburg
So werden Kinder sauber
Schwierigkeiten und Erfolge (7895)
Was will das Kind denn bloß?
Kleine Kinder verstehen und ihnen mehr
Erfahrungen ermöglichen (7566)

Helmut Kentler
Eltern lernen Sexualerziehung
(7440)

Linde von Keyserlingk
Naschen, trödeln, träumen . . .
Die tiefere Bedeutung von «Unarten».
Möglichkeiten der Verständigung mit
Kindern (7386)

Eine Auswahl
Verstehen:
den Alltag mit
Kindern
entkrampfen

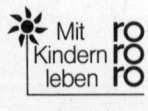

Mit
Kindern
leben

rororo

C 2181/2e

Mit Kindern leben

Schwangerschaft,
Geburt,
die ersten
Lebensjahre

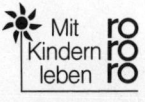

Mit
Kindern
leben

rororo

C 2181/3

Mit Kindern leben

Schwangerschaft,
Geburt,
die ersten
Lebensjahre

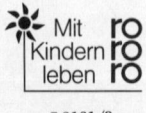

Mit
Kindern rororo
leben

C 2181/3 a

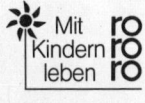

Mit
Kindern
leben
roro ro

C 2181/3 b

Mit Kindern leben

Raimund Pousset/
Erich Rauschenbach (Hg.)
Der erste Urlaubskoffer (7914)
Der zweite Urlaubskoffer (7990)
Der dritte Urlaubskoffer (8367)

Beate Seeßlen-Hurler
Bunte Nudeln und Schokoquark
Erfolgsrezepte für Kinder aus der
Bio-Küche (7858)
Kinderfeste (8302)

Horst Speichert
Süße Sachen
Ein Rezeptbuch für gesunde Naschereien
(7481)

Autoren der Zeitschrift «spielen & lernen»
Toben, Turnen, Bewegen mit Kindern
Anregungen für zu Hause und den
Kindergarten (7678)

Helmut Steuer
Spielen in der Stadt
Auf Straßen, Plätzen und Hinterhöfen
(7695)

Beate Weise
Zeichnen, Malen, Drucken
Anleitungen und Tricks für Einsteiger
(8380)

Praktische Tips,
Ideen,
Hilfen für Alltag
und Freizeit
mit Kindern

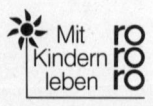
Mit
Kindern
leben

ro
ro
ro

C 2181/3 c

Öko-Ratgeber

Herausgegeben von der Redaktion des
ÖKO-TEST Magazins
Der Öko-Test / Bd. 1
288 Seiten mit Fotos und Illustrationen.
Laminierter Pappband
Der Öko-Test / Bd. 2
224 Seiten mit zahlreichen Abbildungen.
Laminierter Pappband

Herausgegeben vom KATALYSE Institut
für angewandte Umweltforschung
Der Auto-Knigge
272 Seiten mit zahlreichen Abbildungen.
Laminierter Pappband

Claudia und Reinold Fischer
Chemie im Büro
192 Seiten. Laminierter Pappband

Herausgegeben vom Öko-Institut Freiburg;
KATALYSE Institut für angewandte
Umweltforschung; Bund für Umwelt und
Naturschutz Deutschland e.V. (BUND);
Verein für Umwelt- und Arbeitschutz.
Chemie im Haushalt
384 Seiten mit zahlreichen Abbildungen.
Laminierter Pappband

Hannelore Friege, Frank Claus,
Margret D'Haese
Chemie im Kinderzimmer
256 Seiten. Laminierter Pappband

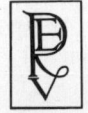

C 2306/2 a

Öko-Ratgeber

Helga Wingert
Der Haushaltsknigge
256 Seiten mit zahlreichen Abbildungen.
Laminierter Pappband und als rororo
sachbuch 8368

Dieter Wundram
Kosmetik
Chemie mit Haut und Haaren.
Herausgegeben vom KATALYSE Institut
für angewandte Umweltforschung
208 Seiten. Laminierter Pappband

Brigitta Klotz
Das Öko-Gartenbuch
256 Seiten mit zahlreichen Abbildungen.
Laminierter Pappband

Herausgegeben vom KATALYSE Institut
für angewandte Umweltforschung und
der Gruppe für ökologische Bau- und
Umweltplanung
Das ökologische Heimwerkerbuch
400 Seiten. Laminierter Pappband

Rainer Grießhammer
Der Öko-Knigge
228 Seiten mit zahlreichen Fotos und
Abbildungen von Franziska Becker und
Peter Laux. Laminierter Pappband und als
rororo sachbuch 8351

Rainer Grießhammer/Siegfried de Witt
Der Öko-Koch
304 Seiten. Laminierter Pappband

Herausgegeben vom KATALYSE Institut
für angewandte Umweltforschung
Was wir alles schlucken
Zusatzstoffe in Lebensmitteln. Mit Tips
für den Verbraucher. 256 Seiten mit
zahlreichen Abbildungen.
Laminierter Pappband

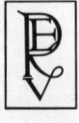

C 2306/2